管理栄養士にも役立つ

# 赤羽もり内科・腎臓内科式 腎臓病のレシピの教科書

JN125789

監修・医療解説／
**森 維久郎**
赤羽もり内科・腎臓内科　院長

栄養指導・料理／
**大城戸寿子**
管理栄養士　腎臓病療養指導士

女子栄養大学出版部

## はじめに

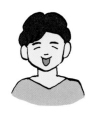

# ポジティブな治療をめざして

赤羽もり内科・腎臓内科　院長　森　維久郎

今この文章を読んでいる人は、おそらく自分や家族の腎臓病のことでお悩みで、なにかよい情報はないかと思って書店で試し読みをしているのではないか――、そんなことを思い浮かべてこの文章を書いています。

　この本は、腎臓病の人にとって「骨太の知識と実用性を兼ね備えた最強の1冊」として作り上げました。そもそも世の中には、腎臓病の人のための本がたくさん存在します。インターネット上には食事療法のためのレシピも公開されています。あえてお金を出して本を買う必要はないという意見も伺います。

　しかし、当院を受診されている患者さんとお話をしていると、自分なりにどんなに情報を得ても、不安が解消されているようにはみえないのです。それはなぜか――仕入れている情報がジャンクだからです。「腎臓にはほうじ茶がよい」「〇〇は食べちゃダメ」、そんな情報にふりまわされて、いったいなにを食べたらよいかとつらい思いをしている患者さんをたくさん見てきました。

　本書は単純にレシピを紹介するのではなく、医療解説で、「自分の腎臓の状態を正しく理解して、正しいゴールを目指す」ための内容となっています。だから、ほかの腎臓病のレシピ集やインターネットから情報を仕入れるより、理解するのはちょっとたいへんかもしれません。しかし、自分がどういう状況で、なにをすべきなのか、「骨太の知識」で理解することができれば、ジャンクな情報にふりまわされなくてすみます。食べてよいものがわかり、患者さん自身がポジティブにとり組めるようになり、治療がつらいものではなくなる――。そんなゴールが達成できればと思っています。

　加えて、わがクリニックで食事指導をしている管理栄養士が自信を持っておすすめするレシピと、初診からずっと患者さんに寄り添い続けるコメディカルスタッフが考え抜いた「CKDノート」は、治療を続けるうえでのよきパートナーになるでしょう。骨太の知識と実用性を兼ね備えた最強の1冊として、お手元に置いていただければ幸いです。

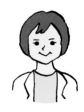

# 自分で選ぶと、
# 食事療法も楽しく続けられます

管理栄養士　腎臓病療養指導士　大城戸　寿子

ク リニックで栄養指導をしていると、多くの患者さんが「病気だから、食事制限（＝がまん）しなくてはならない」と思っていらっしゃいます。でも、食事は毎日続くことですから、がまんし続けることは無理があります。だからこそ、「今日はなにを食べようかな」と、ビュッフェのようにワクワク料理を選べるレシピ集を作りたいと思いました。

　食事療法の目的は、自分の身体を守り、自分らしい生き方ができることです。そのためには、毎日の食事の中で料理を選んで、組み合わせて食べることがたいせつです。その日の体調や気分・好みに合わせてもっと自由に――。

　自分の身体を守りながら、安心して料理を選べるようになるには知識が必要です。そこで、そのために必要な情報を整理して、自分で選べるような本を作りました。ここからなにを食べるか、選ぶのはあなたです。食事は、自分らしく生きていくためのもの。この本を手に、おいしくて楽しい食事の時間をお過ごしください。

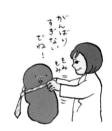

# 自分だけの「CKD ノート」を

赤羽もり内科・腎臓内科 スタッフ一同

腎 臓病の治療のために必要な情報は、理解しやすいものではありません。専門的で初めて聞く言葉も多いので、混乱することも多いでしょう。また、腎臓の状態や生活習慣は人それぞれ異なりますから、自分に合わせて正しく理解することがたいせつです。とはいえ、限られた診療時間で私たちスタッフが伝えられることには限界がありますし、患者さんも聞きたいことを聞けない……そんな状況を少しでも改善したくて「CKD ノート（116ジ）」を作成しました。

　腎臓病の治療は、家庭での自己管理が求められる病気です。自己管理というのは、体重・血圧の測定や食事療法、運動習慣など毎日のこと。「CKD ノート」ではそれらの記録や、クリニックで受けた検査結果を記録します。検査結果を自分で見て理解できるようになると、よりモチベーションも上がって、ポジティブな治療につながります。「CKD ノート」の存在が、患者さんと医療従事者の円滑なコミュニケーションにつながることを願っています。

# もくじ

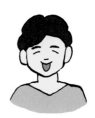

自分の腎臓に
向き合う

# STEP 1 まずは腎臓の働きについて 理解する

## 腎臓ってどんな臓器？

「腎臓ってどこにあるの？」「なにをしているの？」
——あまり意識したことがないかもしれませんが、
腎臓はじつはとても働き者です。

腎臓といえば「尿を作るところ」というイメージ
が強いのではないでしょうか。腎臓は、体内の血液
を濾過して、老廃物や不要な水分、塩分などを尿とし
て排出し、必要なものを体内に貯めることで、体の中
の環境を維持しています。わかりやすくいうと、「腎
臓とは、体に必要なものは体の中にとどめて、
不要なものを外に出す臓器」となります。

高齢化が進むとともに、患者数が今後増大すると
考えられているのが慢性腎臓病（CKD）。慢性腎臓病は、
腎機能が慢性的に低下していく状態の総称で、悪化
すれば命にかかわる深刻な病気です。腎臓を守るため
には、腎臓のことを勉強し、不確かな情報に振りまわ
されないこと。それが、腎臓をいたわる第一歩です。

## 腎臓の形と位置

腎臓はそら豆のような形をした臓器で、
背中側の腰の上部に左右1つずつあります。

### これは覚えて！

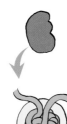

**糸球体**
腎臓の中には、100万個
もの「糸球体」があります。
糸球体は毛細血管の集
まりで、フィルターのよう
に血液を濾過します。
腎臓の最もたいせつな
役割を担っている部分
です。

## 腎臓のおもな3つの働き

腎臓の働きをシンプルにまとめると、
次の3つになります。

● **不要なものを体の外に出す。**
● **必要なものを体にとどめておく。**
● **体に必要なホルモンなどを作る。**

腎臓は血液から尿を作ることで、血液中の老廃物
と余分な水分を排泄しています。体の状態に合わせ
て尿を作り、水分やミネラルなど体液のバランスを
調整しているのです。

また、赤血球の産生を促進するホルモンや、血圧
を調整するホルモンを分泌しています。さらに、ビタ
ミンDを活性化させ、カルシウムの吸収を促進して
骨を強くするなどの役割も担っています。

# STEP 2 検査を受けて腎臓の状態を知る

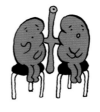 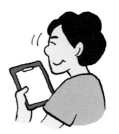

## 特に重要な検査項目は「eGFR」と「尿たんぱく」

自分の腎臓の状態が今、どうなっているのかを正確に診断するためには、「腎生検」という検査が必要です。腎生検とは、背中から針を刺して腎臓の組織をとり、その組織を顕微鏡で病理学的に評価して、実際に腎臓で起きていることを細胞レベルで把握するというものです。

腎生検を行なえば、確実に腎臓の状態を把握することができます。しかし、出血を伴うなど検査自体のリスクが高いため、実際に行なうことはかなりまれです。そこで、腎生検以外のいろいろな検査をして、腎臓の状態がどうなっているのかを見きわめていきます。

腎臓の診断や検査には、問診のほか血液検査、尿検査、画像診断などがあります。ここでは、健康診断などでも特に注目しておきたい2つの項目についてくわしく見ていきましょう。

## 健康診断ではここをチェック！

### 腎臓の「今」がわかる

### 血液検査の「eGFR」

腎臓の糸球体という部分の現在の処理能力を示します。糸球体は、「血液を濾過して必要なものと不要なものをふり分ける」という腎臓にとって最もたいせつな役割を担います。

> **ざっくりいうと…？**
> eGFRとは、「100点満点で、あなたの腎臓が現在何点かを示す値」とイメージしてください。60(点)以下で腎臓病の可能性があり、10(点)以下になると腎代替療法の準備が必要になると考えられています。

### 腎臓の「未来」がわかる

### 尿検査の「尿たんぱく」

尿にたんぱく質が混じっている状態を示します。たんぱく質は体にとって必要なものですから、腎臓の状態が正常なら、尿の中にはほとんど出てきません。

> **ざっくりいうと…？**
> 腎臓に過剰な負担がかかっていると尿たんぱくが出ます。腎臓からの「SOS」だと思ってください。また、尿たんぱくによって、腎臓の未来（この先、悪くなっていきそうな予兆）がわかるといわれています。

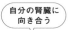

## STEP 3 自分の腎臓のステージを知る

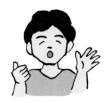

慢性腎臓病には、重症度を表わすステージという概念があります。「eGFR」と「尿たんぱく」の検査結果から、自分の腎臓がどのステージにあるのか確かめてみましょう。

### 慢性腎臓病の診断基準

① 尿検査、画像診断、血液検査、病理検査
などで腎障害の存在が明らかであり、
特に 0.15g/gCr 以上の尿たんぱくがある。

② 糸球体濾過量 (GFR) が
60 (mL/ 分 /1.73㎡ ) 未満に低下している。

①、②のいずれか、あるいは両方が 3 か月以上持続すると慢性腎臓病と診断されます。なお、原因疾患が糖尿病の場合は、尿たんぱくではなく、「尿アルブミン量」の数値を使用します。

### 慢性腎臓病のステージ（重症度）

慢性腎臓病は、GFR の数値と尿たんぱくの量から下図のように分類されます。
G は「GFR」、A が尿たんぱくで、右下に行けば行くほど重症になります。

尿たんぱく区分

|  |  |  | A 1 | A 2 | A 3 |
|---|---|---|---|---|---|
|  |  |  | － 〜 ± | 1 ＋ | 2 ＋以上 |
|  | 尿たんぱく定量（g/日） |  | 正常 | 軽度たんぱく尿 | 高度たんぱく尿 |
|  | 尿たんぱく /Cr 比（g/gCr） |  | 0.15 未満 | 0.15 〜 0.49 | 0.50 以上 |
| G1 | 正常または高値 | ≧ 90 |  |  |  |
| G2 | 正常または軽度以下 | 60〜89 |  |  |  |
| G3a | 軽度〜中等度低下 | 45〜59 |  |  |  |
| G3b | 中等度〜高度低下 | 30〜44 |  |  |  |
| G4 | 高度低下〜末期腎不全 | 15〜29 |  |  |  |
| G5 | 末期腎不全（ESKD） | ＜ 15 |  |  |  |

（左側縦書き：GFR区分）

CKD の重症度は死亡、末期腎不全、心血管死発症のリスクを緑（正常）■のステージを基準に、黄（軽度）■、オレンジ（中等度）■、赤（高度）■の順にステージが上昇するほどリスクは上昇する。

出典：日本腎臓学会編「エビデンスに基づく CKD 診療ガイドライン 2023」より抜粋

## 慢性腎臓病を放置して、よくなることはない

慢性腎臓病（CKD）は、症状が出たときにはかなり進行してしまっていることがほとんどです。慢性腎臓病が進行すると、いったいなにが起こるのか——。

腎臓がほとんど機能しない末期腎不全になれば、体内に老廃物や水分が蓄積して、尿毒症と呼ばれる深刻な状況に陥り、命にかかわります。そのため、

腎臓の役割をほかの方法で補う「腎代替療法」という治療を行ないます。機能しなくなった腎臓の代わりに人工的に血液を浄化する「透析療法」か、「腎移植」を選択するのです。

慢性腎臓病の患者さんの約7～8割は、慢性腎臓病のステージ3にいるとされています。ステージ3では自覚症状がまだほとんどなく、食事療法の内容もまだハードではありません。ステージ3の段階で、慢性腎臓病の進行をストップさせることが大事です。

## 慢性腎臓病のステージと症状

| ステージ | 区分 | 症状 |
|---|---|---|
| ステージ **G1～2** 尿たんぱくが正常なら、多くの場合で問題なし | **GFR** G1：≧ 90 G2：60 ～ 89 | 尿たんぱくが正常なら、腎機能に問題はない。尿たんぱくが 1+ なら軽度、2+ 以上であれば中等度と診断される。 | ほとんどない。 |
| ステージ **G3** 悪化してもここでストップしたい！ | **GFR** G3a：45 ～ 59 G3b：30 ～ 44 | 尿たんぱくが正常でも、GFR の数値から軽度以上の慢性腎臓病と診断される。 | 自覚症状はほとんどない。 |
| ステージ **G4** 自覚症状が出てきます… | **GFR** G4：15 ～ 29 | 腎臓が健常な人の30%未満しか機能していないという状態で、高度の慢性腎臓病と診断される。 | むくみが出たり、疲れやすくなるなどの自覚症状が現われる。 |
| ステージ **G5** 腎代替療法を考えるとき | **GFR** G5：< 15 | 腎臓が健常な人の15%未満しか機能していない「末期腎不全」の状態。 | 尿毒症の症状が現われる。体内に水分がたまることで、尿量が減ってむくみや動悸・息切れ、また、体内に老廃物がたまることで、体がだるくなり、食欲低下、吐き気、頭痛などが現われる。 |

# 腎機能が悪くなった原因 （＝スタート）を考える

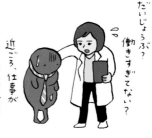

## 慢性腎臓病の原因は多岐にわたり、複雑にからみ合っている

　慢性腎臓病には大きく2つの原因があるとされています。一つが「高血圧や糖尿病、肥満などの生活習慣病」。もう一つは「遺伝性の病気や免疫の病気」です。また、加齢によっても腎臓の働きは低下します。

　ただし、腎臓を悪くしているのは、これらの原因の中でどれか一つというわけではなく、多くの場合、複数の原因が混在しています。糖尿病で高血圧もあるという人がいたとして、腎機能が影響を受けているのは糖尿病からの原因が3割で、高血圧からの原因が7割かもしれないし、その逆かもしれないのです。

　慢性腎臓病の治療においてたいせつなことは、**いちばん腎臓を悪くしている要因を探すことです。**腎機能が低下した要因とそのメカニズムまで理解すれば、自分がやるべきことがわかり、治療による効果も現われやすくなるからです。

## 腎機能が低下するおもな要因とメカニズム

### ● 高血圧
腎臓は細かい血管がたくさん集まってできている臓器なので、高血圧が放置されていると腎臓がこわれて、腎機能が低下してしまう。

### ● 糖尿病
血糖値が高くなると、腎臓の糸球体に負荷がかかり、腎機能が低下してしまう。糖尿病で血糖値が高い状態のまま年単位で放置された結果、腎臓に障害が起きた状態を「糖尿病性腎症」という。糖尿病性腎症はたんぱく尿が出ることが多いため、健康診断などで指摘を受けたら早急に医療機関への受診を。

### ● 加齢
動脈硬化のリスクが高まるなど、加齢とともに腎機能が低下しやすい。

### ● 動脈硬化
動脈硬化とは、動脈の血管が硬くなり、弾力性が失われた状態。動脈硬化によって腎臓の動脈が狭くなり、血流の流れが悪くなって糸球体が硬化する。動脈硬化のリスクが高まる要因は、脂質異常症、高尿酸血症、内臓脂肪型肥満、高血圧、糖尿病、睡眠時無呼吸症候群、喫煙者など。

### ● 肥満
肥満は、腎機能を低下させる要因となる糖尿病や高血圧、動脈硬化などの生活習慣病に深く影響している。特に「内臓脂肪型肥満」は、アルブミン（12ゴ）が尿に出やすくなる。また、インスリンが効きにくくなることで膵臓が大量にインスリンを分泌すると、腎臓でのナトリウム排泄がされにくくなる。

### ● 免疫・遺伝
免疫性や遺伝性の病気が原因で、腎機能が低下する。この分類で多い病気としては、「IgA腎症」「多発性嚢胞腎」などが挙げられる。

# 治療の目的
# （＝ゴール）を理解する

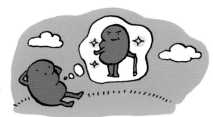

## 慢性腎臓病は進行すると至る所に合併症が現われる

**ステージが G4、G5 と進み、腎臓の働きが悪くなるとどんな症状が現われるでしょうか。**

### 血圧が上昇
身体の水分や塩分の調整、血圧をコントロールするホルモンを調整することができなくなり、血圧が上がりやすくなる。

### 体内のミネラルの調整ができなくなる
体内のナトリウムやカリウム、リンなどの濃度を調整することがむずかしくなる。高カリウム血症が重症化すると、死に至る危険性がある。また近年、高リン血症が脳心血管病のリスクになるともされ、腎臓そのものを障害する可能性もあると考えられるなど、リンが腎臓に与える影響が注目されている。

### 筋力が低下
筋肉量が落ち、筋力が低下しやすくなり、健康な人と比べて身体機能が7割程度になるといわれている。

### 骨粗鬆症
カルシウムの吸収を促す活性型ビタミンDが低下し、血液中のカルシウムが減少して骨粗鬆症を引き起こす。

### むくみ
水分が排泄されずに足がむくんだりする。

### 貧血
腎臓で作られる造血ホルモンの低下により、貧血になる。ステージ G3b になるころから、造血ホルモンの分泌は減り始める。

## 慢性腎臓病の治療の目的 ( ゴール ) は人によって異なる

腎臓病治療の目的といえば、「透析予防」というイメージが強いでしょう。透析とは、低下した腎臓の機能を人工的に代替する医療です。慢性腎臓病が進行して腎不全にまで至った人は、透析を受けるか、腎移植を受けるかの選択を迫られます。

しかし、腎臓は尿を作るだけでなく、心臓や腸、骨などさまざまな臓器と深くかかわっています。そのため、腎臓の働きが悪くなると上記のようにさまざまな合併症を引き起こします。

まず注意が必要なのは、脳卒中や心筋梗塞などの「脳心血管病」です。腎臓病の人は、そうでない人と比較してこれらの脳心血管病にかかる確率が３倍ほど高いともいわれています。

また、腎臓の働きが低下すると筋肉量が減って筋力が衰えたり、骨がもろくなることがわかっています。特に慢性腎臓病になった高齢者は、サルコペニア (筋力低下) から「寝たきり」にならないように注意することが必要です。

慢性腎臓病は、単純に腎臓だけが悪くなる病気ではなく、体全体に悪影響を及ぼす「全身疾患」です。人工透析だけを恐れるのではなく、そのほかのリスクにも目を向けて、それを予防するための対策を講じることがたいせつになってきます。

# スタートとゴールがわかれば、とるべき道（＝治療の方針）が見えてくる

## 原因が「糖尿病」だったら…？

糖尿病が原因で腎臓病になる糖尿病性腎症は、糖尿病を若いときに発症し、年単位での血糖コントロールがよくない場合は速く進行することが多い。急激に悪化して「人工透析にならないこと」が治療の目的になる。

患者が高齢者だったり、腎機能が悪くなった要因が糖尿病以外にもある場合（動脈硬化など）であれば、治療の目的は「寝たきり予防」「脳心血管病の予防」になってくる。

### 大事な検査項目

- 尿たんぱく　目標値：0.15g/gCr 未満

糖尿病性腎症の場合、出ることが多い。

- HbA1c 値　目標値：7.0%未満

高血糖が慢性的に継続しているのかどうかがわかる指標。

- 微量アルブミン尿　目標値：30mg/gCr 未満

HbA1c 値が 7.0% 以上の状態が 10 年もあれば、腎臓が傷み、尿に通常なら出ることないアルブミン（血液中にあるたんぱく質の主成分）が漏れ出てアルブミン尿となる。最初のうちならアルブミンの濃度はごく低く、この時期に治療を行えば正常値まで減らすことができる。微量アルブミン尿を放置していると、徐々にアルブミン尿も増える。大量のアルブミンが尿中に出るようになると、腎機能はかなり低下し、むくみが出てくることもある（ネフローゼ症候群）。そうなると、たとえ eGFR がそれほど悪くなかったとしても、腎臓の状態はかなり悪くなっていると考えられる。

## 原因が「高血圧」だったら…？

高齢者であればサルコペニアからの「フレイル予防」が、中高年期であれば特に「脳心血管病の予防」が治療の目的になってくることが多い。

### 大事な検査項目

- 診察時血圧　目標値 140/90mmHg 以下
- 家庭血圧　目標値 135/85mmHg 以下

たんぱく尿がある場合は 125/75mmHg 以下

病院での診察時に計る血圧は通常より高くなることが多いため、家庭での血圧測定が重要。

## 原因が「肥満」だったら…？

肥満が原因の場合は比較的、若い人に多くみられるが、体の中に脂肪が多すぎる状態は、身体にさまざまな影響をもたらす。糖尿病や高血圧、脂質異常症、動脈硬化につながる可能性が高いため、「脳心血管病の予防」がおもな目的になることが多い。特にたんぱく尿が出ている場合、将来透析になる可能性が高くなるため、重点的に減量が必要となる。

### 大事な検査項目

- BMI　目標値：25 未満
- 腹囲　目標値：男性 85cm未満、女性：90cm未満

日本肥満学会の定めた BMI([ 体重 (kg)] ÷ [ 身長 (m) × 身長 (m)]) と、メタボリックシンドロームの診断基準である腹囲を目安にする。

慢性腎臓病の治療では、腎機能を調べるための検査だけではなく、腎機能が低下した原因となる疾患や、体の状況を改善するための検査も重要です。検査の意味をしっかり理解できれば、自分がいまなにをすべきなのか、わかってきます。

## 原因が「動脈硬化」だったら…？

高血圧と同じく、高齢者であればサルコペニアからの「フレイル予防」が、中高年期であれば特に「脳心血管病の予防」が治療の目的になってくることが多い。

### 大事な検査項目

・LDLコレステロール **目標値：120mg /dL 未満**

可能であれば低ければ低いほどよい。

・尿酸 **7.0mg /dL 以下**

動脈硬化のリスクが高くなる要因には、脂質異常症、高尿酸血症、内臓脂肪型肥満、高血圧、糖尿病、睡眠時無呼吸症候群、喫煙者などがある。そのうち、脂質異常症と高尿酸血症のリスクをここではチェックしておく。

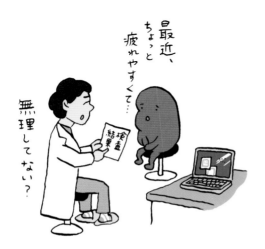

最近、ちょっと疲れやすくて…

無理してない？

## そのほか、こんな検査も！

### ● 動脈硬化検査

血管を流れる血液の脈動の速さや四肢の血圧を測定して、動脈硬化の程度を調べる検査で、血管年齢と血管の詰まり具合がわかる。1度の検査で「baPWV（血管の硬さ）」と「ABI（足の血管の詰まり具合）」を測定する。「baPWV」は、心臓から押し出された拍動が血管を通して手や足に届くまでの「脈派伝播速度」。「ABI」では、足首と上腕の血圧比を測定することで血管の詰まり具合がわかる。

### ● 頸動脈エコー

首に超音波を当てて、頸動脈の血管壁の厚さや血管内部の状態を確認する検査で、全身の動脈硬化の進行を評価することができるほか、血管壁にプラークがどのくらいあるか、血管がどのくらい狭くなっているかなどがわかる。

### ● その他

合併している病気の状態などに応じて、目の網膜の血管の状態を調べる「眼底検査」、糖尿病の神経の障害をみる「神経伝導検査」、CT検査やMRI検査などの「画像検査」、心臓の動きをみる「心臓エコー」、筋肉脂肪の量を精密にみる「inbody検査」など全身の検査を行なうことが求められます。

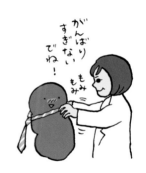

# STEP 7
# 治療の方針に従って、目標を「見える化」する

## 腎臓には、その人の生き方がそのまま現われます

たくさんの検査の説明や検査項目が出てきて、混乱してはいないでしょうか？「腎臓が悪いからといって、腎機能の数値だけを見ていればいいわけではないんだな」ということをまずは理解してください。また、たくさんの情報があっても、自分にとって必要な内容はそれぞれ異なります。それは、腎臓が悪くなった原因や経緯が人それぞれ異なるからです。

「腎臓には、その人の生き方がそのまま現われる」とよくいわれます。慢性腎臓病は生活習慣病ですから、腎臓の働きが悪くなった背景を理解して、そこに向き合っていけば、かならず結果は現われます。ただし、生活習慣の改善や、血圧などの自己管理が求められる病気なので、自分自身がなんのための検査なのか、生活習慣の改善のためなのかを理解することが重要です。「病院でいわれたからやる」ではなくて、「自分の腎臓を自分で守る」という気持ちを強く持ってください。

この本の116～119ジーに、自分の検査記録や目標値を書き込める欄を設けました。そこで、自分の記録と目標を「見える化」してみましょう。これから解説する食事についても、日々ふり返る記録欄を用意しましたので、毎日チェックしてみてください。

## CKDノートに記録して「見える化」

### 毎日の生活を記録
### CKDノート（家庭用）

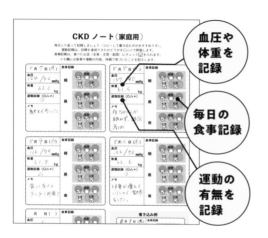

血圧や体重を記録

毎日の食事記録

運動の有無を記録

### 病院で受けた検査結果を記録
### CKDノート（検査記録用）

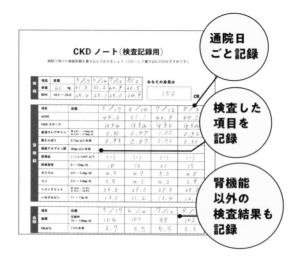

通院日ごと記録

検査した項目を記録

腎機能以外の検査結果も記録

# Part
# 1

# 選んで作る
# 献立の
# 基本

腎臓をいたわる食事はどのように考えたらいいか、
料理の選び方、献立の立て方を紹介します。

# 1 食事療法をするうえでたいせつなこと

## 食事療法の目的を考えよう

慢性腎臓病は、ステージによって治療の考え方が大きく異なります。ステージが進んで重症になると食事のうえでもたんぱく質やカリウムの制限などさまざまな制約が出てきますが、軽症の場合は必要のないことが多いです。

特に高齢者が過度にたんぱく質を制限すると、エネルギー不足になったり、筋力が衰えてしまうケースもあります。食事療法の内容は、主治医が患者さんの重症度や年齢、腎臓病の原因などから優先順位を決めていくもので、自己流は禁物なのです。

では、腎機能が低下すると、なぜ食べるものを制限しなくてはいけないのでしょうか。それは、腎機能が落ちているのに今までと同じように食べ続けたとしたら、腎臓にかかる負担が大きくなりすぎてしまうからです。

たとえば、腎臓がなにかを作る工場だと想像してみてください。100人の職人がいる工場に100人分の仕事を与えるのはいいけれど、60人しかいない工場に100人分の仕事を与えたとしたらどうなるでしょうか。60人の職人ががんばって働いて100人分の仕事をこなそうとしてしまったら？　働きすぎて疲れて、倒れる職人が出てくるかもしれません。腎臓も同じで、腎臓は60％の機能しかなくても100％分の仕事をしようと無理してしまいます。

たんぱく質も食塩もカリウムも、体には必要なものです。でも腎機能が低下すると、たんぱく質が燃焼するときに発生する老廃物や、とりすぎた食塩、カリウムを排泄するために、腎臓が能力以上にがんばらないといけない。だから、それらをとりすぎないように、落ちてきた腎機能に合った食べ方をすることが食事療法の目的ということになります。

## 慢性腎臓病のステージと食事療法の内容

| ステージ | 食事療法 |
|---|---|
| ステージ G1~2 | ●尿たんぱくが出ている場合、「減塩」「適切なエネルギー量」「栄養バランスのとれた食事」を心がけ、腎臓をいたわる。<br>●尿たんぱくが出ていなければ、大がかりな食事制限は不要。ただし、慢性腎臓病の原因となる高血圧や糖尿病があるなら、それに対応した治療と食事療法を行なう。 |
| ステージ G3 | ●尿たんぱくが出ている場合、かかりつけ医の診断の下、検査結果に応じてたんぱく質やカリウムの制限が必要になることがある。<br>●尿たんぱくが出ていなければ、血液検査の結果を見ながらかかりつけ医が食事制限の内容を判断する。<br>●高血圧や糖尿病があるなら、それに対応した治療と食事療法を行なう。 |
| ステージ G4 | ●かかりつけ医の診断の下、たんぱく質やカリウムの制限が必要になるなど、食事制限がきびしくなる。<br>●高血圧や糖尿病に対応した治療に加えて、腎機能低下に伴う症状や、合併症の治療を並行して行なう。 |
| ステージ G5 | ●透析治療か腎移植か、具体的に腎代替療法を検討する。<br>●腎機能低下に伴う症状や合併症に対する治療が必要になる。<br>●透析前は減塩はもちろん、たんぱく質やカリウムがきびしく制限される。 |

# 2 まずは３つ！食事療法の基本

## 腎機能の低下と食事の関係

　腎臓は体内で作られる老廃物の排泄や、水分・塩分などのミネラルの調節をしています。慢性腎臓病が進行すると、これらの働きが低下します。低下した腎機能に、食事はどのような影響を及ぼすのでしょうか。

**食　塩**　とりすぎると余分なナトリウムを排泄するため、
　　　　　腎臓に負担がかかる。また、血圧上昇につながる

**たんぱく質**　とりすぎるとたんぱく質の老廃物が増加する

**エネルギー**　とりすぎると肥満になり、血圧上昇につながる。
　　　　　　少なすぎると筋肉量が減少したり、たんぱく質の老廃物が増加する

腎機能が
さらに
低下する

### 食事で腎臓に負担をかけない３つのポイント

**1 食塩をとりすぎない**

　慢性腎臓病の人の１日あたりの食塩摂取の目標量は「3g 以上 6g 未満」。減塩することで腎臓の"働きすぎ"を防ぐとともに高血圧を予防する。

**2 適正な
たんぱく質量をとる**

　たんぱく質は、肉、魚介類、卵、大豆製品、牛乳・乳製品などさまざまな食品から適正な量をとることで、筋肉を維持し、腎臓に負担がかかりすぎないようにする。

**3 適正な
エネルギー量をとる**

　自分にとって適正な量のエネルギー摂取を目指す。慢性腎臓病のステージが進んでたんぱく質の制限が必要になったときは、たんぱく質を減らした分を老廃物の出ない炭水化物と脂質で補うことがポイントとなる。

---

### 適正なエネルギー量の目安

$$\text{標準体重} = \boxed{\text{身長} \quad \text{m}} \times \boxed{\text{身長} \quad \text{m}} \times 22 = \boxed{\quad \text{kg}}$$

$$\text{1日に必要なエネルギー} = \boxed{\text{標準体重} \quad \text{kg}} \times 25\sim35\,\text{kcal/kg}^{※} = \boxed{\quad \text{kcal}}$$

※活動量が低い人は 25 〜 30、適度な活動量の人は 30 〜 35 を目安に、医師の指示がある場合はその指示に合わせましょう。

# 3

ステージが上がったら、検査結果に応じて

# たんぱく質、カリウム、リンの制限

## 腎機能の低下と食事の関係

慢性腎臓病のステージ G3b 以上もしくは、たんぱく尿が出たときは、腎臓がかなり働きすぎている状態です。慢性腎臓病が「全身疾患」であることをふまえて、たんぱく質やカリウム、リンを控える必要が出てきます。

### たんぱく質

**制限する理由**

たんぱく質が燃焼する過程で尿素窒素などの老廃物が発生する。腎機能が低下するとこの老廃物が排泄できず、体内にたまってしまう。

**多く含む食品**

肉や魚介類、卵、大豆製品、牛乳・乳製品など。

**考え方**

たんぱく質を減らすと必要なエネルギーを炭水化物や脂質で補う必要が生じる。かならず専門の医師や管理栄養士と相談しながら、適切に行なうこと。**特に高齢者**の場合、たんぱく質不足から筋肉が衰えて健康状態を害することが多いので要注意。

**食が細くなってももともとたんぱく質が不足している場合もあり、ステージが進んでいても制限の必要がないことも。**

### カリウム

**制限する理由**

カリウムはナトリウムの排泄を促すため積極的な摂取がすすめられるが、慢性腎臓病が重度になるとカリウムを排泄できず、高カリウム血症を起こして、不整脈や心停止のリスクが高まる。

**多く含む食品**

特に野菜や海藻、きのこ、芋類、バナナなどの果物など。

**考え方**

カリウムは水溶性なので、野菜などをゆでこぼすことでカリウムの量を減らせるが、水溶性のビタミンなども減ってしまう。ゆでるのは手間がかかるうえ、野菜のおいしさが失われることもあるので、まずは**「特にカリウムが多い食品」**を控えることから始める。

**バナナ、ドライフルーツ、芋類、野菜・果物のジュース**(吸収がよい)**など**

### リン

**制限する理由**

慢性腎臓病が重度になるとリンもうまく排泄できなくなり、血液中にたまって心筋梗塞や脳梗塞のリスクが高まる。

**多く含む食品**

広く一般の食品に含まれる。食品添加物として加工食品にも使用されている。

**考え方**

肉や魚などたんぱく質食品に多く含まれるが、適量であればリンが過剰になる心配は少ない。「加工食品」は食品添加物に含まれるリンの吸収率が高いうえ塩分も高いものが多い。**「よく食べる身近な加工食品」**があれば、それを意識して控えることで自然にリンも塩分も減らせる。

**ハム・ソーセージ、練り製品、清涼飲料水、カップラーメン、スナック菓子など**

# 4 食事療法のカギは 「献立で考える」こと

**献立で考えれば、減塩はもちろん、
たんぱく質量もエネルギー量もコントロールしやすくなります。**

　腎臓病の食事療法の基本は「減塩」「適正なたんぱく質量」「適正なエネルギー量」の3つです。そのうえで体調を良好に保つためにビタミン、ミネラル、食物繊維なども含む「栄養バランスのとれた食事」がたいせつになります。これらを同時に考えるのはたいへんに思えますが、「主食」「主菜」「副菜」という献立の基本に立ち返れば、頭を整理しやすくなります。この3つをそろえれば、自然に栄養バランスが整うからです。主食と主菜の量に気をつければたんぱく質量もエネルギー量も適正を保てます。そのうえで「どのお皿で塩分をどれぐらいとっているかな……？」と考えてみてください。

　献立を考えるということは、料理を組み合わせるということ。この具体的な方法は、20ジーからくわしく解説します。

## 食事療法にまつわるギモン

**Q** 慢性腎臓病のステージが進むと心配…。まだ軽症のうちに、たんぱく質やカリウムを減らしておけば、予防になる？

**A** 予防になるとは限りません！ 不必要な制限は、かえって逆効果になることもあります。

　ナトリウムと異なり、たんぱく質とカリウムの制限は慎重に考えるべきです。高齢者のたんぱく質不足は、筋力の低下につながる可能性があります。また、カリウムを制限しようとすると、野菜に含まれるビタミンや食物繊維までとりにくくなるなど、この2つを制限することで生じるデメリットが無視できないからです。主治医の指示がないうちから、たんぱく質とカリウムの摂取量を減らすことは避けましょう。

**Q** ステージが進んで、いよいよカリウムとリンも控えるように指導されました。
いったいなにから始めればいい？

**A** まずは、自分がよく食べているものを思い返してみましょう。

　思わぬところで、カリウムやリンが多い食品をよくとっていることもあります。まずは、そういうものを減らすことから始めてください。

こんなことしてない？

「毎朝バナナを食べている」
「ヨーグルトにドライプルーンを 入れている」
「野菜代わりに市販の 野菜ジュースを飲んでいる」
「カップラーメンやスナック菓子をよく食べている」

　バナナやドライフルーツはカリウムが多く、野菜ジュースは生野菜よりカリウムが吸収されやすいです。加工食品にはリンも塩分も多く含まれているものがあります。

# 5 基本の組み合わせを覚える

## ●体のことを考えながら、バランスよく選ぶ

① 基本は **1 日 3 食**

② 1 食の内容は、
「**主食 1 品**」「**主菜 1 品**」
「**副菜 1 〜 3 品**」

③ 乳製品と果物は、
1 日に **1 品**ずつ

ランチョンマットで
イメージしてみましょう

| ごはん、パン、めん類 |
|---|
| 主食は自分に合った量で調整。 |

| 肉、魚、卵、大豆・大豆製品 |
|---|
| たんぱく質量は、肉、魚、卵、大豆・大豆製品の量で調整。 |

| 野菜、芋、海藻、きのこ |
|---|
| 野菜は 1 食あたり 100 〜 120g、1 日 350g 以上。芋や海藻、きのこは 1 日 1 品を目安。 |

## ●組み合わせのパターン

上記の「主食＋主菜 1 品＋副菜 2 品」のほかには、次のような組み合わせパターンがあります。

### 主食＋主菜（野菜が多め）1 品＋副菜 1 品

### 主食と主菜・副菜を兼ねた料理＋副菜 1 品

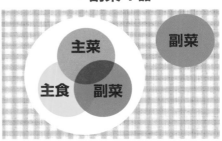

## ●主食、主菜、副菜の役割と含まれる栄養素

主食、主菜、副菜にはおもにどんな役割があり、どんな栄養素が含まれているか、身体の中での働きと合わせて見てみましょう。

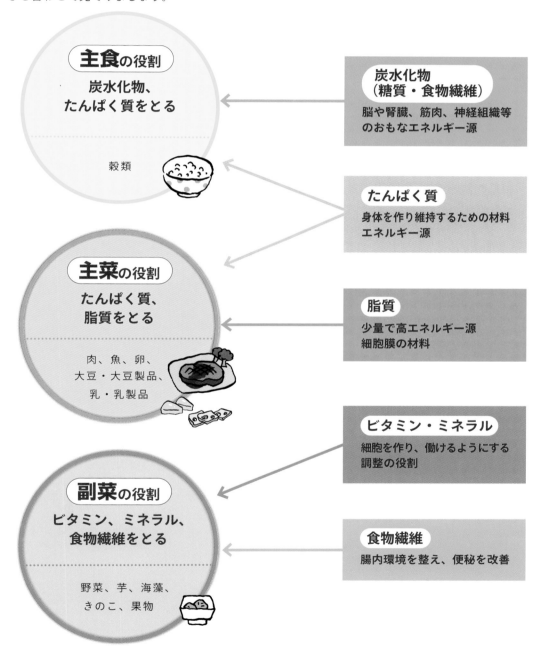

**主食**の役割
炭水化物、
たんぱく質をとる

穀類

**炭水化物
（糖質・食物繊維）**
脳や腎臓、筋肉、神経組織等
のおもなエネルギー源

**たんぱく質**
身体を作り維持するための材料
エネルギー源

**主菜**の役割
たんぱく質、
脂質をとる

肉、魚、卵、
大豆・大豆製品、
乳・乳製品

**脂質**
少量で高エネルギー源
細胞膜の材料

**ビタミン・ミネラル**
細胞を作り、働けるようにする
調整の役割

**副菜**の役割
ビタミン、ミネラル、
食物繊維をとる

野菜、芋、海藻、
きのこ、果物

**食物繊維**
腸内環境を整え、便秘を改善

# 6 減塩を実践する

## ●レシピどおりに作る

減塩というと、うす味でもの足りないイメージがありますが、少ない塩分（食塩相当量）でおいしく食べられるようにくふうがされています。本書のレシピはすべて減塩料理です。まずはレシピどおりに作って、基本の塩加減を味わってみましょう。

### 【 献立の食塩相当量の目安 】

主菜1品 **1g** 前後 ＋ 副菜1品 **0.5g** 前後 ＋ 副菜1品 **0.5g** 前後 ＝ 1食分 **2g** 前後

## ●「だし」は、食塩不使用のものを選ぶ

市販の和風だしは、削りガツオやこんぶなどのうま味成分に加えて、食塩が入っているものが多くあります。減塩料理を作る場合は、手作りだしにするか、市販のものを利用する場合は「食塩不使用」のものを使うとよいでしょう。

## ●きちんと計量が減塩のコツ

減塩を実現させるために、調味料は計量カップ・スプーンできちんと計ることがたいせつです。

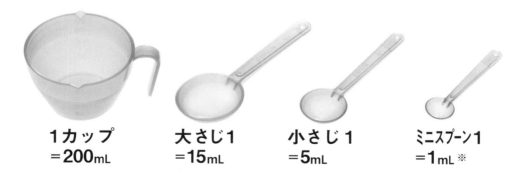

1カップ
＝200mL

大さじ1
＝15mL

小さじ1
＝5mL

ミニスプーン1
＝1mL ※

 「塩ひとつまみ」の目安は…

親指と人差し指の2本でつまむと
約 **0.3** g

親指と人差し指と中指の3本でつまむと
約 **0.5** g

※ミニスプーンの購入先：女子栄養大学代理部（サムシング）　☎ 03-3949-9371

# 7 調味料はきちんと計る

## ●標準計量カップ・スプーンによる重量表（g）

本書のレシピで使っている計量カップ・スプーンの分量は下表を基準としています。

| 食品名 | 小さじ (5mL) | 大さじ (15mL) | カップ (200mL) | 食品名 | 小さじ (5mL) | 大さじ (15mL) | カップ (200mL) |
|---|---|---|---|---|---|---|---|
| 水・酒・酢 | 5 | 15 | 200 | 生クリーム | 5 | 15 | 200 |
| あら塩（並塩） | 5 | 15 | 180 | いりごま・すりごま | 2 | 6 | - |
| 食塩・精製塩 | 6 | 18 | 240 | 練りごま | 6 | 18 | - |
| しょうゆ（濃い口・うす口） | 6 | 18 | 230 | トマトピュレ | 6 | 18 | 230 |
| みそ | 6 | 18 | 230 | トマトケチャップ | 6 | 18 | 240 |
| みりん | 6 | 18 | 230 | ウスターソース | 6 | 18 | 240 |
| 砂糖（上白糖） | 3 | 9 | 130 | 中濃ソース | 6 | 18 | 240 |
| グラニュー糖 | 4 | 12 | 180 | わさび（練り） | 5 | 15 | - |
| はちみつ | 7 | 21 | 280 | カレー粉 | 2 | 6 | - |
| ジャム | 7 | 21 | 250 | からし（練り） | 5 | 15 | - |
| 油・バター | 4 | 12 | 180 | 粒入りマスタード | 5 | 15 | - |
| ラード | 4 | 12 | 170 | 顆粒だしのもと | 3 | 9 | |
| 小麦粉（薄力粉・強力粉） | 3 | 9 | 110 | 煎茶・番茶・紅茶（茶葉）、レギュラーコーヒー | 2 | 6 | - |
| かたくり粉・上新粉 | 3 | 9 | 130 | ココア | 2 | 6 | - |
| ベーキングパウダー | 4 | 12 | - | 抹茶 | 2 | 6 | - |
| パン粉・生パン粉 | 1 | 3 | 40 | 胚芽精米・精白米・玄米 | - | - | 170 |
| 粉チーズ | 2 | 6 | 90 | もち米 | - | - | 175 |
| マヨネーズ | 4 | 12 | 190 | 無洗米 | - | - | 180 |
| 牛乳（普通牛乳） | 5 | 15 | 210 | | | | |

● 胚芽精米・精白米・玄米 1 合 (180mL) = 150g
● もち米 1 合 (180mL) = 155g
● 無洗米 1 合 (180mL) = 160g

女子栄養大学で実測の上、きりのよい数字に丸めた目安量です（2017年1月改訂）。

# 8 野菜量で料理を選んで、献立を立てる

## ●野菜量は、1食に100〜120gを目安に

料理を選ぶさい、野菜量に注目しながら選ぶと組み合わせやすく、おすすめです。本書のレシピは、主菜には「野菜多め」「野菜少なめ」マーク、副菜には1人分の野菜重量を入れています。

### 【野菜量の見方】

**主菜** の野菜量には、海藻ときのこも含みます。

1人分あたり
**50g 以上** ある場合は  **50g 未満** の場合は

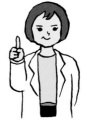

**副菜** の野菜量は、野菜のみ ( 海藻ときのこは含まない ) の値です。

1人分あたり 「**1食に60gを含んでいる場合は** 野菜60g」

## ●主菜の 野菜多め と 野菜少なめ を参考に副菜の品数を考える

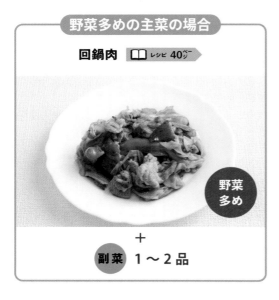

**野菜多めの主菜の場合**

回鍋肉 📖 レシピ 40ページ

野菜
多め

＋

副菜 1〜2品

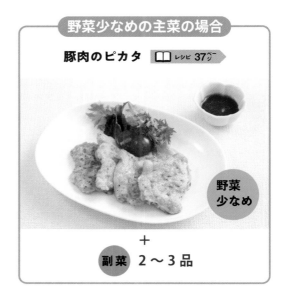

**野菜少なめの主菜の場合**

豚肉のピカタ 📖 レシピ 37ページ

野菜
少なめ

＋

副菜 2〜3品

# 9 野菜をとりやすくする「ストック野菜」

## ●ゆでおき、レンジ加熱でまとめて作りおき

野菜は使いやすい大きさに切ってまとめてゆでたり、レンジ加熱してストックしておくと、主菜のつけ合わせや副菜にそのまま使えて便利です。1〜3日で食べきれる量をまとめて作り、冷蔵庫に入れておきましょう。

【ストック野菜の作り方】

### ゆでる

食べやすい大きさに切ってから沸騰湯でゆでる（ゆで湯に塩は加えない）。

### 電子レンジ加熱

食べやすい大きさに切って耐熱容器に入れて加熱。野菜120gにつき、加熱時間は電子レンジ（600W）で1分30秒が目安。

## ストック野菜を使った料理例

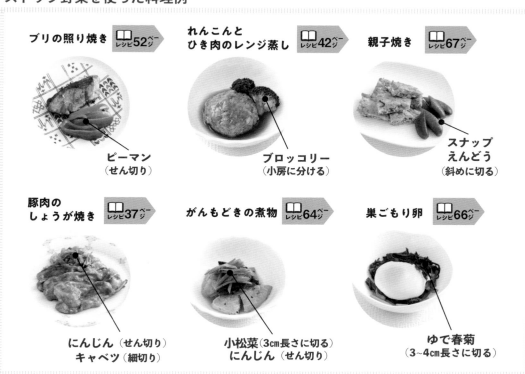

ブリの照り焼き　レシピ52ページ
ピーマン
（せん切り）

れんこんと
ひき肉のレンジ蒸し　レシピ42ページ
ブロッコリー
（小房に分ける）

親子焼き　レシピ67ページ
スナップ
えんどう
（斜めに切る）

豚肉の
しょうが焼き　レシピ37ページ
にんじん（せん切り）
キャベツ（細切り）

がんもどきの煮物　レシピ64ページ
小松菜（3㎝長さに切る）
にんじん（せん切り）

巣ごもり卵　レシピ66ページ
ゆで春菊
（3〜4㎝長さに切る）

# 1 主食＋主菜１品
## ＋副菜２～３品

## ●主菜の野菜がつけ合わせ程度で少なめの場合

シンプルなごはんには主菜１品に副菜をいくつか組み合わせましょう。
副菜の品数は、主菜に含まれる野菜の量が基準です。主菜が野菜少なめの
ときは副菜を２～３品選びましょう。

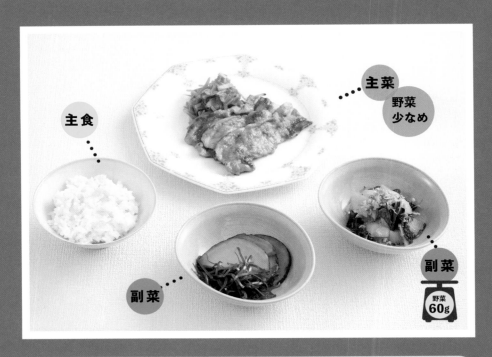

主食

主菜
野菜
少なめ

副菜

副菜
野菜
60g

| | | |
|---|---|---|
| 主食 | ごはん 150g | レシピ 104ページ |
| 主菜 | 豚肉のしょうが焼き | レシピ 37ページ |
| 副菜 | 青梗菜のおかかあえ | レシピ 72ページ |
| 副菜 | さつま芋と切りこんぶの煮物 | レシピ 97ページ |

副菜が芋料理の場合
は、つけ合わせの野菜
を増やしたり、副菜を
もう1品加えて 野菜を
100～120gに。

| エネルギー | 食塩相当量 | たんぱく質 | 脂 質 | 炭水化物 | 食物繊維 | カリウム | リ ン |
|---|---|---|---|---|---|---|---|
| 563kcal | 1.6g | 17.6g | 17.3g | 79.2g | 6.2g | 885mg | 251mg |

# *Hack* 組み合わせのアイデア

まずは **主菜** を1品選ぶ

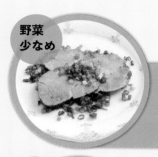
野菜少なめ

煮豚
📖レシピ**39**ページ

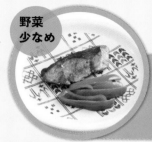
野菜少なめ

ブリの照り焼き
📖レシピ**52**ページ

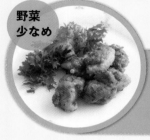
野菜少なめ

和風から揚げおかか風味
📖レシピ**45**ページ

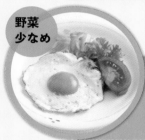
野菜少なめ

目玉焼き野菜添え
📖レシピ**66**ページ

次に **副菜** を2～3品を選ぶ

野菜は1食で100～120gを目標にしましょう。

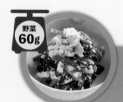
野菜60g

ほうれん草の白あえ
📖レシピ**77**ページ

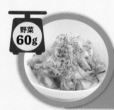
野菜60g

キャベツとにんじんの浅漬け
📖レシピ**93**ページ

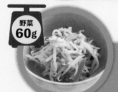
野菜60g

もやしとにんじんのナムル
📖レシピ**79**ページ

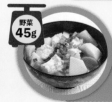
野菜45g

けんちん汁
📖レシピ**99**ページ

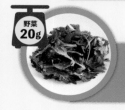
野菜20g

ひじきと春菊の梅ドレッシング
📖レシピ**86**ページ

# 2 主食＋主菜１品
## ＋副菜１〜２品

## ●主菜の野菜が 50g 以上とたっぷり入っている場合

野菜たっぷりの主菜のときは、副菜の品数は少なくて OK。
味わいの違う料理を組み合わせるのがポイントです。

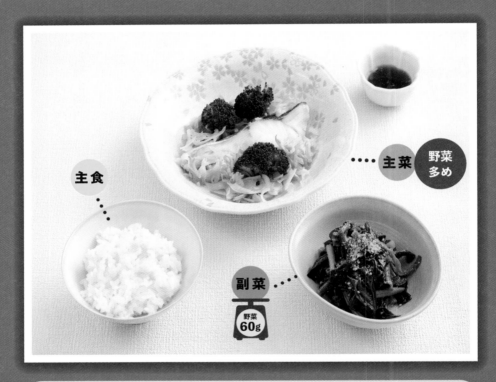

| 主食 | ごはん 150g | レシピ 104ページ |
|---|---|---|
| 主菜 | 生ダラのレンジ蒸し | レシピ 58ページ |
| 副菜 | ほうれん草のごまあえ | レシピ 75ページ |

> 野菜は緑黄色野菜と
> 淡色野菜を組み合わせ
> るとさらにバランスが
> よくなります。

| エネルギー | 食塩相当量 | たんぱく質 | 脂 質 | 炭水化物 | 食物繊維 | カリウム | リン |
|---|---|---|---|---|---|---|---|
| 393kcal | 1.8g | 16.7g | 5.6g | 62.8g | 7.5g | 892mg | 316mg |

## *Hack* 組み合わせのアイデア

まずは 主菜 を1品選ぶ

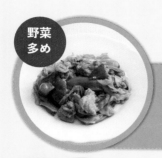

野菜多め

回鍋肉

📖 レシピ40ページ

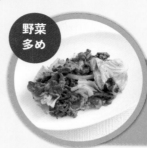

野菜多め

牛肉の
カレーソテー

📖 レシピ51ページ

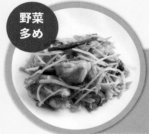

野菜多め

鶏肉の
甘酢煮

📖 レシピ46ページ

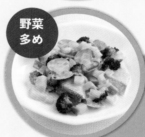

野菜多め

魚介の
クリームシチュー

📖 レシピ56ページ

次に 副菜 を1〜2品を選ぶ

野菜は1食で100〜120gを目標にしましょう。

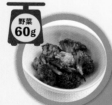

野菜60g

ブロッコリーの
からしあえ

📖 レシピ74ページ

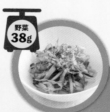

野菜38g

切り干し大根の
和風ドレッシング

📖 レシピ85ページ

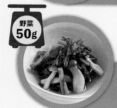

野菜50g

春菊としめじ
の煮浸し

📖 レシピ82ページ

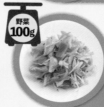

野菜100g

キャベツともやし、
玉ねぎの塩いため

📖 レシピ88ページ

# 主食（ごはん）・主菜・副菜
## ＋副菜１品

## ●１皿で主食・主菜・副菜がとれる料理の場合

１皿でたんぱく質と野菜がとれる丼ものやサンドイッチ、めん料理には、副菜を加えて野菜を補うと、栄養のバランスが整います。

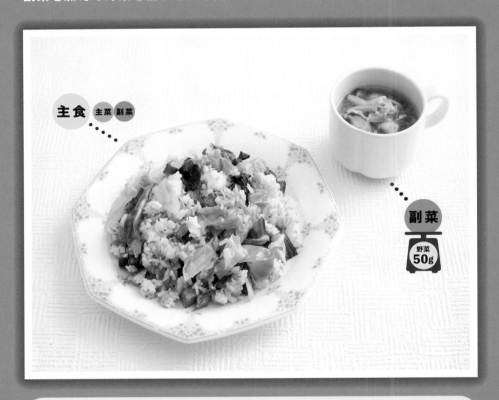

主食 主菜 副菜　……　**主食** 主菜 副菜

**副菜**　……　野菜50g

---

| 主食 主菜 副菜 | **煮豚チャーハン** | レシピ 105ページ |
| 副菜 | **はるさめ入り中国風スープ** | レシピ 100ページ |

作り置きできるピクルスや浅漬け 野菜たっぷりのスープもおすすめ！

| エネルギー | 食塩相当量 | たんぱく質 | 脂　質 | 炭水化物 | 食物繊維 | カリウム | リン |
|---|---|---|---|---|---|---|---|
| 520kcal | 1.7g | 15.7g | 19.7g | 65.2g | 5.0g | 542mg | 231mg |

## *Hack* 組み合わせのアイデア

### まずは 主食 主菜 副菜 を1品選ぶ

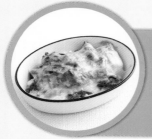

**サバ缶と
青菜の
チーズドリア**

📖 レシピ105ページ

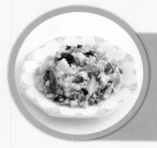

**煮豚
チャーハン**

📖 レシピ105ページ

ごはんにのせるだけ！
おすすめ主菜

| 牛肉と豆腐のすき焼き風 | 📖 レシピ 51ページ ➤ |
| サケ缶のロール白菜 | 📖 レシピ 59ページ ➤ |
| 麻婆豆腐 | 📖 レシピ 61ページ ➤ |

### 次に 副菜 を1〜2品を選ぶ

チャーハンやドリアにも副菜を1品組み合わせましょう。

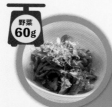
野菜60g

**ピーマンの
おかかあえ**

📖 レシピ72ページ

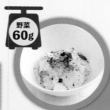
野菜60g

**かぶの
ゆかりあえ**

📖 レシピ93ページ

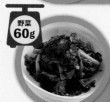
野菜60g

**ほうれん草の
磯辺あえ**

📖 レシピ73ページ

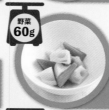
野菜60g

**根菜の
ピクルス**

📖 レシピ95ページ

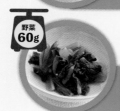
野菜60g

**小松菜の
からしあえ**

📖 レシピ74ページ

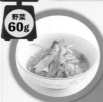
野菜60g

**ジュリアン
スープ**

📖 レシピ101ページ

# 2 主食(パン)・主菜・副菜＋副菜1品

## ●主食がパンのメニューの場合

朝ごはんや軽食に便利なサンドイッチ。
具は前日の残りの主菜や副菜をはさめば手軽。たんぱく質と野菜がとれます。

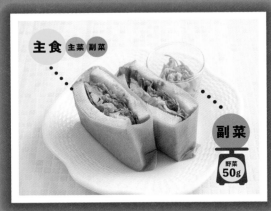

主食 主菜 副菜

主食 主菜 副菜
**サンドイッチ**
（鶏肉のレンジ蒸し＋生野菜）
📖 レシピ 106ページ

副菜

副菜
**にんじんの
レモン
ドレッシング** 📖 レシピ 84ページ

野菜
50g

> パンのメニューは
> 主食だけでなく、
> 主菜、副菜を兼ね
> た料理に。

| エネルギー | 食塩相当量 | たんぱく質 | 脂質 | 炭水化物 | 食物繊維 | カリウム | リン |
|---|---|---|---|---|---|---|---|
| 596kcal | 2.4g | 21.1g | 33.0g | 50.3g | 6.5g | 646mg | 254mg |

## *Hack* 組み合わせのアイデア

### まずは 主食 主菜 副菜 を1品選ぶ

 **サンドイッチ** 📖 レシピ 106ページ

 **ピザトースト** 📖 レシピ 106ページ

 **ロールパン
サンド** 📖 レシピ 107ページ

**マフィン
サンド** 📖 レシピ 107ページ

#### パンの具におすすめ！

和風から揚げおかか風味 📖 レシピ 45ページ

牛肉とピーマンのいため物 📖 レシピ 49ページ

鶏つくねの焼き鳥風 📖 レシピ 48ページ

### 次に 副菜 を1～2品を選ぶ

作りおきできるおかずを活用すると手軽

 野菜 60g **かぶと
パプリカ
の酢の物** 📖 レシピ 80ページ

 野菜 60g **玉ねぎの
コンソメ煮** 📖 レシピ 90ページ

 野菜 100g **ラタトゥイユ** 📖 レシピ 91ページ

 野菜 60g **セロリと
にんじん
のピクルス** 📖 レシピ 94ページ

＋

主食を
アレンジ

# 3 主食(めん)・主菜・副菜＋副菜1品

## ●主食がめんのメニューの場合

昼食に食べたくなるめん料理は、肉や魚、卵のたんぱく質食品と、
野菜を入れましょう。さらに副菜を添えて、野菜不足にならないように。

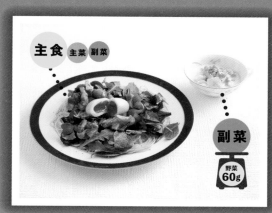

主食 主菜 副菜

**煮卵とフレッシュ
野菜のパスタ**
📖 レシピ 108ページ →

主食(めん)だけに偏らないように具だくさんに。

副菜

**キャベツと
コーンの
ミルクスープ**
📖 レシピ 101ページ

| エネルギー | 食塩相当量 | たんぱく質 | 脂 質 | 炭水化物 | 食物繊維 | カリウム | リ ン |
|---|---|---|---|---|---|---|---|
| 538kcal | 2.3g | 20.0g | 17.9g | 69.1g | 7.6g | 852mg | 316mg |

*Hack*
## 組み合わせのアイデア

まずは 主食 主菜 副菜 1品を選ぶ

**煮卵と
フレッシュ
野菜のパスタ**
📖 レシピ 108ページ

**青梗菜とツナの
あんかけ
うどん**
📖 レシピ 108ページ

めんにかけるだけ！
おすすめの主菜

ボルシチ風
煮込み
📖 レシピ 41ページ

魚介の
クリーム
シチュー
📖 レシピ 56ページ

カジキの
きのこ
あんかけ
📖 レシピ 57ページ

＋

次に 副菜 を1～2品を選ぶ

ストック野菜も利用しましょう。

野菜
60g
**ブロッコリーの
ゆずこしょう
ドレッシング**
📖 レシピ 84ページ

野菜
60g
**キャベツとツナの
わさびドレッシング**
📖 レシピ 86ページ

野菜
65g
**カリフラワーの
オーロラソース**
📖 レシピ 87ページ

野菜
60g
**ミネストローネ
スープ**
📖 レシピ 100ページ

野菜
60g
**ジュリアンスープ**
📖 レシピ 101ページ

Part 1 選んで作る 献立の基本

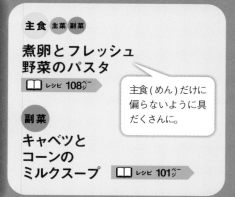

# 減塩を無理なく続ける心得

慢性腎臓病の食事療法で、基本となるのが「減塩」です。腎機能が低下した状態で塩をとりすぎると、余分なナトリウムを排泄するために腎臓に負担がかかります。減塩することで腎臓の"働きすぎ"を防ぎ、腎臓をいたわることにつながるのです。

よく知られているように塩のとりすぎは高血圧を引き起こします。高血圧は腎臓病を悪化させる原因にもなるので、慢性腎臓病を治療するうえで高血圧の改善・予防はかかせません。慢性腎臓病の人の1日あたりの食塩の目標

量は「3g以上6g未満」。一方で、日本人の食塩摂取量の平均は1日10g前後。だからといって、最初から6g未満を目指すのは現実的ではないでしょう。食べ慣れた味つけをうす味にするともの足りず、長続きしないからです。

でも、味覚は少しずつ変えられます。まずは塩分の多い食べ物を控えることから始めて、徐々にふだんの料理も減塩していきましょう。うす味に慣れると味覚が敏感になり、素材そのもののおいしさを感じられるようになります。少ない塩分でも満足できるようになりますよ。

## ～なにから始めたらいいかわからない人に～
## 効果が出やすい2つのポイント

### 自分の"食べ方のくせ"を知る

自分の好きなもの、よく食べるもの、ついつい買ってしまうのはありませんか？ ちょっと思い返してみましょう。食べたものを記録したり、スマホで写真を撮るのがおすすめ。意外なところで塩分をとっているかもしれません。

### 減らせるものから減らしてみる

よく食べるものの中に塩分の多いものがあったら、まずはそこからスタート！ なんとなく習慣で買ったり、食べたりしているだけなら、すっぱりやめてみましょう。もし大好物だとしたら、まずは回数を減らしてみてください。

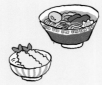

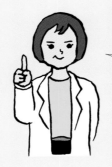

### これだけで、1日2g減らせるかも！

上の2つを心がけるだけで、1日あたりの食塩摂取量を2gぐらい減らせることがよくあります。まずは、塩分の多い食べ物を把握することから始めましょう。市販品を買うときは塩分量（食塩相当量）をチェックすることを習慣に。

# Part
# 2
# 主菜レシピ

豚肉、鶏肉、牛肉、魚、大豆食品、卵を使った料理です。
主菜に含まれる野菜が多いか少ないか、一目でわかる
マークをつけました。

## 主菜レシピの見方

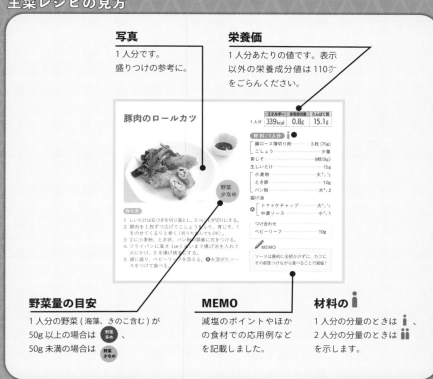

**写真**
1人分です。
盛りつけの参考に。

**栄養価**
1人分あたりの値です。表示
以外の栄養成分値は110ジ
をごらんください。

**野菜量の目安**
1人分の野菜 ( 海藻、きのこ含む ) が
50g 以上の場合は 野菜多め 、
50g 未満の場合は 野菜少なめ

**MEMO**
減塩のポイントやほか
の食材での応用例など
を記載しました。

**材料の**
1人分の分量のときは 、
2人分の分量のときは
を示します。

# 豚肉のおかず

豚肉は、肉類の中でもエネルギー代謝に関わるビタミンB₁・B₂を多く含みます。

## 部位別・重量別のたんぱく質とエネルギー　脂質の少ない部位ほどたんぱく質量が多い。

| | | 50g あたり | 60g あたり | 70g あたり | 80g あたり |
|---|---|---|---|---|---|
| 豚ロース肉 | たんぱく質 | 8.6g | 10.3g | 12.0g | 13.8g |
| | エネルギー | 124kcal | 149kcal | 174kcal | 198kcal |
| 豚もも肉 | たんぱく質 | 8.5g | 10.1g | 11.8g | 13.5g |
| | エネルギー | 86kcal | 103kcal | 120kcal | 137kcal |
| 豚ひき肉 | たんぱく質 | 8.0g | 9.5g | 11.1g | 12.7g |
| | エネルギー | 105kcal | 125kcal | 146kcal | 167kcal |
| 豚肩ロース肉 | たんぱく質 | 7.4g | 8.8g | 10.3g | 11.8g |
| | エネルギー | 119kcal | 142kcal | 166kcal | 190kcal |

# 豚肉の焼き肉 カレー風味

| エネルギー | 食塩相当量 | たんぱく質 |
|---|---|---|
| 1人分 233kcal | 0.9g | 13.2g |

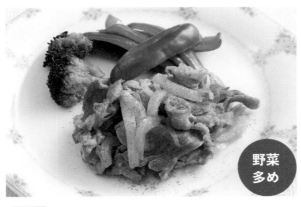

野菜多め

### 材料／1人分

| | |
|---|---|
| 豚肩ロース薄切り肉 | 70g |
| Ⓐ しょうゆ・酒 | 各小さじ1 |
| カレー粉 | 小さじ1/5 |
| 水 | 大さじ1 |
| 玉ねぎ | 30g |
| サラダ油 | 小さじ1 |

### つけ合わせ

| | |
|---|---|
| ゆでピーマン（細切り） | 15g |
| ゆでブロッコリー | 15g |

※ストック野菜（25ページ）があると便利。

### 作り方

1 豚肉は食べやすい大きさに切り、Ⓐをもみ込んでおく。
2 玉ねぎを薄切りにする。
3 フライパンにサラダ油を熱し、1をいためる。肉の色が変わったら2を加え、いため合わせる。
4 器に盛り、つけ合わせのゆで野菜を添える。

# 豚肉のしょうが焼き

| | エネルギー | 食塩相当量 | たんぱく質 |
|---|---|---|---|
| 1人分 | 244kcal | 0.9g | 12.6g |

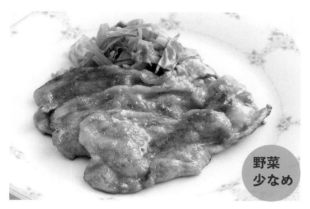

野菜
少なめ

(材料/1人分) i

豚ロース薄切り肉‥‥‥‥‥‥‥‥‥70g
酒‥‥‥‥‥‥‥‥‥‥‥‥‥大さじ½
かたくり粉‥‥‥‥‥‥‥‥‥‥大さじ½
サラダ油‥‥‥‥‥‥‥‥‥‥‥小さじ1
Ⓐ しょうがの絞り汁‥‥‥‥‥小さじ½
   しょうゆ・みりん・酒‥‥‥各小さじ1

つけ合わせ
ゆでキャベツ(細切り)‥‥‥‥‥25g
ゆでにんじん(せん切り)‥‥‥‥5g
※ストック野菜(25㌘)があると便利。

(作り方)

1 豚肉に酒をふり、5～6分おく。汁けをふきとり
  かたくり粉をまぶす。
2 フライパンにサラダ油を熱し、1を入れて両面に
  焦げ目がつくまで焼く。よく混ぜたⒶをまわしかけ、
  とろりとするまで煮つめる。
3 器に盛り、つけ合わせのゆで野菜を添える。

# 豚肉のピカタ

| | エネルギー | 食塩相当量 | たんぱく質 |
|---|---|---|---|
| 1人分 | 316kcal | 0.7g | 14.6g |

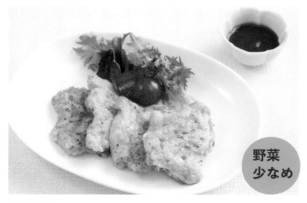

野菜
少なめ

(材料/1人分) i

豚ロース薄切り肉‥‥‥‥‥‥‥‥60g
酒‥‥‥‥‥‥‥‥‥‥‥‥‥大さじ½
こしょう‥‥‥‥‥‥‥‥‥‥‥‥少量
小麦粉‥‥‥‥‥‥‥‥‥‥‥‥大さじ1
とき卵‥‥‥‥‥‥‥‥‥‥‥‥½個分
サラダ油‥‥‥‥‥‥‥‥‥‥‥小さじ2
Ⓐ トマトケチャップ・水‥‥各大さじ1
   こしょう‥‥‥‥‥‥‥‥‥‥少量

つけ合わせ
ミニトマト(半分に切る)‥‥‥‥10g
ベビーリーフ‥‥‥‥‥‥‥‥‥‥5g

(作り方)

1 豚肉に酒とこしょうをふって、5～6分おく。汁け
  をふきとり小麦粉をまぶし、余分な粉を落としておく。
2 中火で温めたフライパンにサラダ油を入れ、1をと
  き卵にくぐらせ、焦げないように両面を焼く。
3 器に盛り、つけ合わせの野菜を添える。Ⓐを混ぜた
  ソースをかけて食べる。

# 豚肉とりんごの包み焼き

| | エネルギー | 食塩相当量 | たんぱく質 |
|---|---|---|---|
| 1人分 | 253kcal | 0.7g | 14.2g |

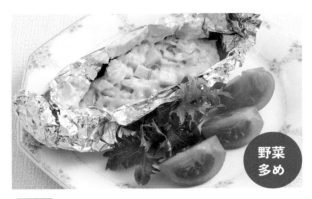

野菜
多め

### 材料／1人分 ⓘ

┌ 豚ロース薄切り肉……………………50g
│ 塩………………ミニスプーン⅓ (0.3g)
└ こしょう……………………………少量
玉ねぎ……………………………………30g
りんご……………………………………20g
とろけるチーズ…………………………20g
サラダ油…………………………小さじ½

┌ つけ合わせ
│ トマト（くし形切り）…………………60g
└ リーフレタス……………………………5g

### 作り方

1 豚肉を食べやすく切り、塩とこしょうをふる。
2 玉ねぎは繊維に直角に5mm幅に切り、りんごは5mm角に切る。
3 アルミ箔を広げてサラダ油を塗り、玉ねぎ、豚肉、りんご、チーズの順にのせて包む。
4 フライパンに3〜4cm高さに水を入れ、3を入れる。ふたをして中火で4分、弱火にして7〜8分蒸し焼きにする。器に盛り、トマトとレタスを添える。

# 豚肉のロールカツ

| | エネルギー | 食塩相当量 | たんぱく質 |
|---|---|---|---|
| 1人分 | 339kcal | 0.8g | 15.1g |

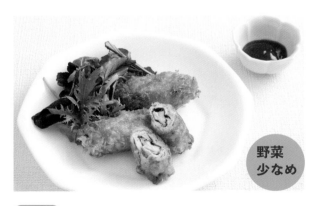

野菜
少なめ

### 材料／1人分 ⓘ

┌ 豚ロース薄切り肉…………3枚 (70g)
└ こしょう…………………………少量
青じそ……………………………9枚(8g)
生しいたけ………………………………15g
┌ 小麦粉………………………大さじ½
│ とき卵……………………………10g
└ パン粉………………………大さじ2
揚げ油
Ⓐ ┌ トマトケチャップ…………大さじ½
　 └ 中濃ソース………………小さじ1

┌ つけ合わせ
└ ベビーリーフ…………………………10g

### ✎MEMO

ソースは最初に全部かけずに、カツにその都度つけながら食べることで減塩！

### 作り方

1 しいたけは石づきを切り落とし、3つにそぎ切りにする。
2 豚肉を1枚ずつ広げてこしょうをふり、青じそ、1をのせてくるりと巻く（折りたたんでもOK）。
3 2に小麦粉、とき卵、パン粉の順番に衣をつける。
4 フライパンに高さ1cmくらいまで揚げ油を入れて火にかけ、3を揚げ焼きにする。
5 器に盛り、ベビーリーフを添える。Ⓐを混ぜたソースをつけて食べる。

# 煮豚（ほうじ茶煮）

| | エネルギー | 食塩相当量 | たんぱく質 |
|---|---|---|---|
| 1人分 | 211kcal | 0.7g | 10.7g |

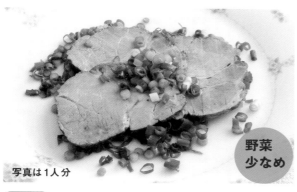

写真は1人分

野菜
少なめ

**材料／作りやすい量（4人分）**

豚肩ロースかたまり肉（たこ糸で縛る）
‥‥‥‥‥‥‥‥‥‥‥‥‥‥‥‥‥280g
ほうじ茶（ティーバッグ）‥‥‥‥‥‥1個
小ねぎ（小口切り）‥‥‥‥40g(1人分10g)
Ⓐ ┌ 酢‥‥‥‥‥‥‥‥‥‥‥‥大さじ4
　 └ しょうゆ・はちみつ‥‥各大さじ1
ごま油‥‥‥‥‥‥‥‥‥‥‥‥‥小さじ2

**✏ MEMO**

圧力なべで煮る場合は、蒸気が出たら弱火にし15分加熱し、そのままさめるまでおいてからⒶにつける。

**作り方**

1 なべに豚肉とほうじ茶を入れ、肉がかぶるくらいの水を加える。
2 1を火にかけ、沸騰したら中火にし、40分ゆでて火を消す。ふたをして20分置いて余熱で火を通す。
3 ポリ袋にⒶを入れて混ぜ合わせ、2の豚肉を入れて30分つける。
4 3を食べやすく切って器に盛り、ねぎを散らす。

# 豚肉とキャベツの蒸し煮

| | エネルギー | 食塩相当量 | たんぱく質 |
|---|---|---|---|
| 1人分 | 211kcal | 0.9g | 13.0g |

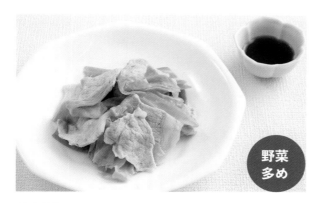

野菜
多め

**材料／1人分**

豚ロース薄切り肉‥‥‥‥‥‥‥‥‥70g
キャベツ‥‥‥‥‥‥‥‥‥‥‥‥‥60g
酒・水‥‥‥‥‥‥‥‥‥‥‥‥各大さじ1
Ⓐ ┌ 酢‥‥‥‥‥‥‥‥‥‥‥‥‥小さじ2
　 │ しょうゆ‥‥‥‥‥‥‥‥‥‥小さじ1
　 └ しょうがのすりおろし‥‥‥‥‥5g

**✏ MEMO**

電子レンジならふんわりとラップをかけ、600Wで4～5分加熱すればでき上がり。しょうがの風味がきいていてうす味でもおいしい。

**作り方**

1 豚肉を一口大に切る。キャベツは手でちぎる。
2 なべにキャベツ、肉の順に重ねる。
3 酒と水を入れ ふたをして中火で蒸し煮にする。
4 器に盛り、Ⓐを添える。

# 薄切り肉で作る酢豚

| | エネルギー | 食塩相当量 | たんぱく質 |
|---|---|---|---|
| 1人分 | 285kcal | 1.0g | 11.1g |

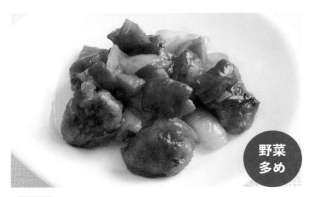

野菜
多め

### 材料／1人分 ℹ️

豚肩ロース薄切り肉……………………70g
Ⓐ ┌ しょうゆ………ミニスプーン1 (1.2g)
　 └ 酒……………………………小さじ1
かたくり粉………………………大さじ1
玉ねぎ(2~3cm角に切る)…………………30g
にんじん (乱切り)…………………20g
ピーマン (2~3cm角に切る)…………10g
サラダ油…………………………小さじ1
Ⓑ ┌ トマトケチャップ………小さじ1
　 │ 酢………………………大さじ1
　 │ 顆粒鶏がらだし…ミニスプーン1弱 (0.5g)
　 │ しょうゆ…………………小さじ⅓
　 │ 砂糖……………………小さじ½
　 │ 水………………………大さじ2
　 └ かたくり粉………………大さじ½

### 作り方

1 豚肉は1枚を半分に切り、Ⓐをもみ込んでから1枚ずつ丸め、かたくり粉をまぶす。
2 なべに湯を沸かし、にんじん、玉ねぎ、ピーマンの順にゆでる (野菜はレンジ加熱でもよい)。
3 フライパンにサラダ油を中火で熱し、1の両面を焼き、焼き色がついたら2を加える。
4 Ⓑを加え、とろみがついたら火を消す。

# 回鍋肉
ホイコーロー

| | エネルギー | 食塩相当量 | たんぱく質 |
|---|---|---|---|
| 1人分 | 252kcal | 1.5g | 12.2g |

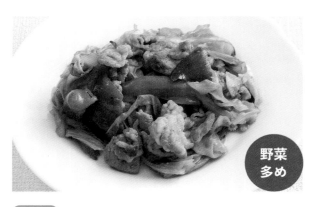

野菜
多め

### 材料／1人分 ℹ️

豚肩ロース薄切り肉……………………70g
キャベツ……………………………60g
ピーマン……………………………15g
ねぎ……………………………………10g
サラダ油…………………………小さじ1
Ⓐ ┌ みそ…………………………大さじ½
　 │ しょうゆ…………………小さじ⅓
　 │ 砂糖・酒………………各小さじ1
　 └ にんにくのすりおろし…ミニスプーン1 (1.2g)

### MEMO

焼いた肉に調味料をしっかりからめてから野菜と合わせると味がぼけません。

### 作り方

1 豚肉は大きめの一口大に切る。
2 キャベツは一口大に切り、ピーマンは乱切り、ねぎは斜め薄切りにする。
3 フライパンにサラダ油を中火で熱し、ねぎと1をいため、Ⓐの調味料をからめて器にとり出す。
4 同じフライパンでキャベツとピーマンをいため、3を調味料ごと戻していため合わせる。

# ボルシチ風煮込み

| | エネルギー | 食塩相当量 | たんぱく質 |
|---|---|---|---|
| 1人分 | 210kcal | 0.8g | 11.9g |

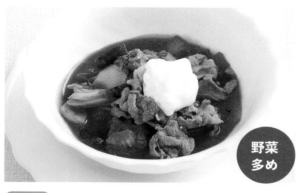

野菜
多め

### 材料／1人分 ⓘ

豚肩ロース薄切り‥‥‥‥‥‥‥‥‥70g
玉ねぎ‥‥‥‥‥‥‥‥‥‥‥‥‥‥‥20g
セロリ・にんじん・キャベツ‥‥‥各10g
ビーツ缶詰 (トマト水煮缶で代用可)‥‥20g
Ⓐ ┌ 顆粒ブイヨン‥‥‥‥‥小さじ½ (1.5g)
　 └ 水‥‥‥‥‥‥‥‥‥¾カップ (150mL)
トマト水煮缶 (ホール、食塩不使用)‥‥50g
サワークリーム (プレーンヨーグルトでも代用可)
‥‥‥‥‥‥‥‥‥‥‥‥‥‥‥大さじ1
小ねぎ (小口切り)‥‥‥‥‥‥‥‥‥3g

### ✎ MEMO

ビーツやサワークリームを加えると
本格的な味わいに！

### 作り方

1 豚肉は一口大に切る。玉ねぎとセロリ、にんじん、キャベツは食べやすい大きさに切る。
2 なべに **1** とビーツ、Ⓐを入れて火にかける。野菜がやわらかくなるまで中火で10分くらい煮る。
3 トマト缶をくずしながら加え、さらに5〜6分煮る。
4 器に盛り、サワークリームをのせ、小ねぎを散らす。

# 豆腐入り煮込みハンバーグ

| | エネルギー | 食塩相当量 | たんぱく質 |
|---|---|---|---|
| 1人分 | 243kcal | 1.3g | 12.6g |

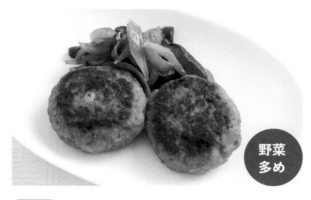

野菜
多め

### 材料／1人分 ⓘ

Ⓐ ┌ 豚ひき肉‥‥‥‥‥‥‥‥‥‥‥40g
　 │ 塩‥‥‥‥‥‥‥‥ミニスプーン⅓ (0.3g)
　 │ もめん豆腐‥‥‥‥‥‥‥‥‥‥50g
　 │ 玉ねぎ (みじん切り)‥‥‥‥‥‥50g
　 │ 卵‥‥‥‥‥‥‥‥‥‥‥‥‥‥10g
　 └ パン粉‥‥‥‥‥‥‥‥‥‥大さじ1
サラダ油‥‥‥‥‥‥‥‥‥‥‥‥小さじ1
玉ねぎ‥‥‥‥‥‥‥‥‥‥‥‥‥‥30g
生しいたけ‥‥‥‥‥‥‥‥‥‥‥‥30g
Ⓑ ┌ トマトケチャップ‥‥‥‥‥大さじ1
　 │ 中濃ソース‥‥‥‥‥‥‥‥小さじ1
　 │ こしょう‥‥‥‥‥‥‥‥‥‥少量
　 └ 水‥‥‥‥‥‥‥‥‥‥‥‥大さじ4

### 作り方

1 豆腐はペーパータオルで包んでにぎり、水けを絞る。
2 玉ねぎは薄切り、しいたけは太めのせん切りにする。
3 ポリ袋にⒶを入れてよく混ぜ合わせ、2つに分けて小判型に丸める。
4 フライパンにサラダ油を中火で熱し、**3** を入れて両面を焼いてとり出す。
5 同じフライパンに **2** を入れていため、しんなりとなったら **4** を戻し入れる。Ⓑを加えて煮汁がとろりとなるまで煮る。

# 白菜とひき肉のミルフィーユなべ風

| エネルギー | 食塩相当量 | たんぱく質 |
|---|---|---|
| 1人分 **174**kcal | **0.8**g | **11.9**g |

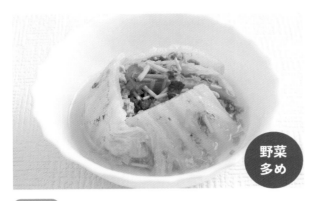

野菜
多め

### 材料／1人分 🛈

**A**
| | |
|---|---|
| 豚ひき肉 | 70g |
| かたくり粉 | 小さじ1 |
| しょうがの絞り汁 | 小さじ½ |
| 塩 | ミニスプーン⅓ (0.3g) |
| 水 | 小さじ2 |

白菜 ……………………… 100g
顆粒ブイヨン ……………… 小さじ⅓ (1g)
こしょう ………………………… 少量
水 ……………………… ½カップ(100mL)
三つ葉 …………………………… 3g

### 作り方

1 ポリ袋に**A**を入れてよく混ぜ合わせる。
2 白菜は3cm幅に切る。
3 **1**と**2**を交互に重ね、なべに縦に立てて詰める。
4 ブイヨンとこしょう、水を加えて中火にかけ、白菜がやわらかくなるまで煮る。仕上げに三つ葉を加えてひと煮する。

### ✏️ MEMO

電子レンジ (600W) の場合は、水の代わりに酒大さじ1をふり、ふんわりとラップをかけて4〜5分加熱する。

# れんこんとひき肉のレンジ蒸し

| エネルギー | 食塩相当量 | たんぱく質 |
|---|---|---|
| 1人分 **195**kcal | **0.8**g | **10.9**g |

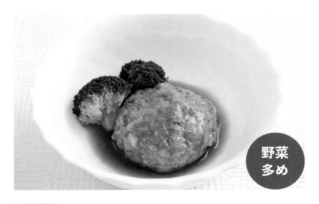

野菜
多め

### 材料／1人分 🛈

**A**
| | |
|---|---|
| 豚ひき肉 | 60g |
| 塩 | ミニスプーン⅓ (0.3g) |
| こしょう | 少量 |
| れんこん | 50g |
| かたくり粉 | 大さじ½ |

**B**
| | |
|---|---|
| しょうゆ・酢 | 各小さじ½ |
| 砂糖・かたくり粉 | 各小さじ½ |
| 水 | 大さじ1 |

つけ合わせ
ゆでブロッコリー …………………… 20g

### 作り方

1 れんこんは半分をすりおろし、半分をあらみじんに切る。
2 ポリ袋に**A**を入れてよく混ぜ合わせ、丸く形作る。
3 耐熱容器に**2**を入れてふんわりとラップをかけ、電子レンジ (600W) で3分加熱する。
4 **3**をとり出して器に盛る。
5 **4**の容器に残った汁に**B**を混ぜ、レンジで30秒加熱して**4**にかける。ブロッコリーを添える。

# 鶏肉のおかず

鶏肉は肉類の中でも低エネルギー。
手羽元など、骨のまわりにはコラーゲンを多く含みます。

## 部位別・重量別のたんぱく質とエネルギー　脂質の少ない部位ほどたんぱく質量が多い。

| | | | 50g あたり | 60g あたり | 70g あたり | 80g あたり |
|---|---|---|---|---|---|---|
| 鶏むね肉 皮つき | | たんぱく質 | 8.7g | 10.4g | 12.1g | 13.8g |
| | | エネルギー | 67kcal | 80kcal | 93kcal | 106kcal |
| 鶏もも肉 皮つき | | たんぱく質 | 8.5g | 10.2g | 11.9g | 13.6g |
| | | エネルギー | 95kcal | 114kcal | 133kcal | 152kcal |
| 鶏手羽元 | | たんぱく質 | 8.4g | 10.0g | 11.7g | 13.4g |
| | | エネルギー | 88kcal | 105kcal | 123kcal | 140kcal |
| 鶏ひき肉 | | たんぱく質 | 7.3g | 8.8g | 10.2g | 11.7g |
| | | エネルギー | 86kcal | 103kcal | 120kcal | 137kcal |

# 鶏肉の照り焼き

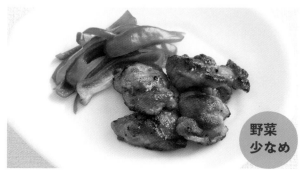

野菜
少なめ

| | エネルギー | 食塩相当量 | たんぱく質 |
|---|---|---|---|
| 1人分 | 197kcal | 1.0g | 12.4g |

### 材料／1人分 ⓘ

鶏もも皮つき肉 ·················· 70g
かたくり粉 ··················· 大さじ½
サラダ油 ······················ 小さじ1
酒 ························· 大さじ½
Ⓐ しょうゆ ···················· 小さじ1
　 みりん ····················· 小さじ½
　 酢 ······················ 小さじ⅓

つけ合わせ
ゆでピーマン（せん切り）········ 20g
※ストック野菜（25㌘）があると便利。

### 作り方

1 鶏肉は3〜5切れにそぎ切りにし、かたくり粉を
まぶす。

2 フライパンにサラダ油を入れ、1 を皮を下にして並べ
て火にかける。

3 温まったら中火にして酒を加え、ふたをして3分蒸
し焼きにする。ふたをあけ、上下を返して肉に火が
通るまで2分ほど焼く。

4 Ⓐをまわし入れて強火にし、全体にからんだら火を
消す。

Part 2
主菜 レシピ
鶏肉のおかず

43

# 鶏肉のホイル焼き ゆずみそ風味

| エネルギー | 食塩相当量 | たんぱく質 |
|---|---|---|
| 157kcal | 0.9g | 12.8g |

1人分

## 材料／1人分

鶏もも皮つき肉‥‥‥‥‥‥‥‥‥‥70g
Ⓐ [ みそ・みりん‥‥‥‥‥‥各小さじ1
ゆずの皮のせん切り‥‥‥‥‥‥‥少量

つけ合わせ
ベビーリーフ‥‥‥‥‥‥‥‥‥10g
ミニトマト‥‥‥‥‥‥‥1個(10g)

✏ MEMO

ゆずの皮を加えて蒸し焼きにして、
さやわかな香りをプラス。

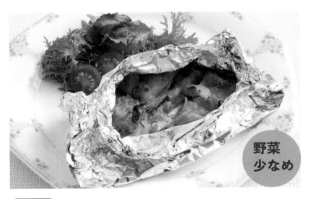

野菜
少なめ

### 作り方

1 鶏肉は3〜5切れのそぎ切りにする。ポリ袋に入れ、Ⓐを加えてもみ込み、5〜10分おく。
2 アルミ箔を広げて1を皮を上にしてのせ、そのままオーブントースターで焦げ目がつくまで焼く。
3 2をアルミ箔ごととり出してゆずの皮を加える。アルミ箔で包んでオーブントースターで3分ほど、鶏肉に火が通るまで焼く。アルミ箔ごと器に盛り、ベビーリーフとミニトマトを添える。

# 鶏肉のホイル蒸し チーズのせ

| エネルギー | 食塩相当量 | たんぱく質 |
|---|---|---|
| 210kcal | 0.8g | 16.6g |

1人分

## 材料／1人分

[ 鶏もも皮つき肉‥‥‥‥‥‥‥‥‥60g
 塩‥‥‥‥‥‥‥‥ミニスプーン⅓(0.3g)
 こしょう‥‥‥‥‥‥‥‥‥‥‥少量
ブロッコリー‥‥‥‥‥‥‥‥‥‥30g
キャベツ‥‥‥‥‥‥‥‥‥‥‥‥20g
にんじん‥‥‥‥‥‥‥‥‥‥‥‥10g
とろけるチーズ‥‥‥‥‥‥‥‥‥20g

✏ MEMO

野菜は加熱しても水分の出にくいものを組み合わせると、味がぼやけません。

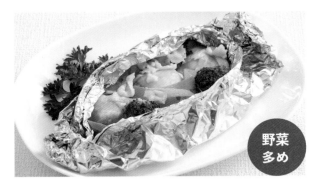

野菜
多め

### 作り方

1 鶏肉は3〜5切れにそぎ切りにし、塩とこしょうをふって5分ほどおき、水けをふき取る。
2 ブロッコリーは小房に分け、キャベツは3cm幅に切り、にんじんは薄い輪切りにする。
3 アルミ箔を広げてキャベツをのせ、1と残りの野菜、チーズをのせてアルミ箔で包む。
4 フライパンに3〜4cm高さに水を入れ、3を入れる。ふたをして中火にかけ、鶏肉に火が通るまで10分ほど蒸し焼きにする（水が少なくなったら適宜加える）。

# 和風から揚げ おかか風味

| | エネルギー | 食塩相当量 | たんぱく質 |
|---|---|---|---|
| 1人分 | 203kcal | 1.0g | 13.3g |

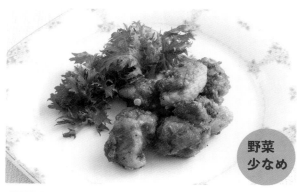

野菜
少なめ

### 材料／1人分

鶏もも皮つき肉‥‥‥‥‥‥‥‥‥‥‥70g
Ⓐ［しょうゆ・酒‥‥‥‥‥‥‥各小さじ1
かたくり粉‥‥‥‥‥‥‥‥‥‥‥大さじ½
削りガツオ‥‥‥‥‥‥‥‥小½袋 (1.5g)
揚げ油

#### つけ合わせ
リーフレタス‥‥‥‥‥‥‥‥‥‥10g

### ✎MEMO

かたくり粉に加えて削りガツオもま
ぶしてうま味を加えます。

### 作り方

1 鶏肉は3〜5切れのそぎ切りにする。ポリ袋に入れ、Ⓐを加えてもみ込み、5分おく。
2 1にかたくり粉をまぶし、さらに削りガツオをふり、にぎるようにしてしっかりまぶす。
3 フライパンに高さ1cmくらいまで揚げ油を入れて熱し、2をからりと揚げる。
4 器に盛り、リーフレタスを添える。

# 鶏肉のカレーソテー

| | エネルギー | 食塩相当量 | たんぱく質 |
|---|---|---|---|
| 1人分 | 208kcal | 1.2g | 12.5g |

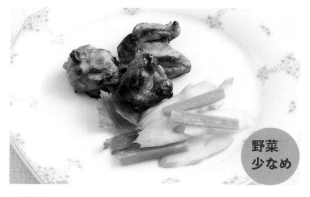

野菜
少なめ

### 材料／1人分

鶏もも皮つき肉‥‥‥‥‥‥‥‥‥‥‥70g
Ⓐ［しょうゆ・はちみつ‥‥‥‥各小さじ1
　　カレー粉‥‥‥‥‥‥‥‥‥‥小さじ¼
サラダ油‥‥‥‥‥‥‥‥‥‥‥‥小さじ1

#### つけ合わせ
セロリとにんじんのピクルス
‥‥‥‥‥½人分 🔲 レシピ 94ページ
※ストック野菜 (25ページ) 30gで代用
してもよい。

### ✎MEMO

はちみつを加えると、肉がやわらか
く仕上がります。

### 作り方

1 鶏肉は3〜5切れのそぎ切りにする。ポリ袋に入れ、Ⓐを加えてもみ込み、5分おく。
2 フライパンにサラダ油を入れ、1の皮を下にして並べて火にかける。
3 温まったら中火にし、ふたをして3分蒸し焼きにする。ふたをあけて上下を返して2分ほど、肉に火が通るまで焼く。
4 器に盛り、セロリとにんじんのピクルスを添える。

# 鶏肉の甘酢煮

| | エネルギー | 食塩相当量 | たんぱく質 |
|---|---|---|---|
| 1人分 | 223kcal | 1.0g | 12.9g |

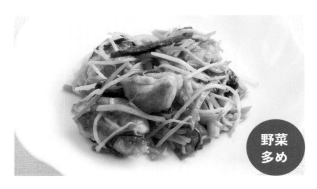

野菜
多め

**材料／1人分**

```
┌ 鶏もも皮つき肉·················70g
│ 酒·····················小さじ1
└ かたくり粉·················大さじ1
もやし·····················30g
にんじん···················20g
にら······················10g
サラダ油···················小さじ1
┌ しょうゆ・酢·········各小さじ1
Ⓐ 砂糖···················小さじ½
└ 水······················大さじ4
```

**✎MEMO**

肉にかたくり粉をまぶすことで煮汁にとろみがつき、全体に味がからみます。

**作り方**

1 鶏肉は3～5切れのそぎ切りにし、酒をふって5分おく。水けをふきとり、かたくり粉をまぶす。
2 にんじんはせん切りにし、にらは2cm長さに切る。
3 フライパンにサラダ油を入れ、1の皮を下にして並べて火にかける。
4 温まったら中火にし、ふたをして3分焼く。ふたをあけて上下を返して肉に火が通るまで2分ほど焼いてとり出す。
5 フライパンの油をふきとり、Ⓐを入れて煮立てる。2ともやし、4を加え、温まったら火を消す。

# 鶏肉のおろし煮

| | エネルギー | 食塩相当量 | たんぱく質 |
|---|---|---|---|
| 1人分 | 196kcal | 1.1g | 13.3g |

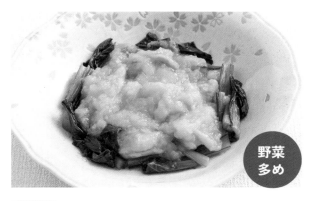

野菜
多め

**材料／1人分**

```
┌ 鶏もも皮つき肉·················70g
│ 酒·····················小さじ1
└ かたくり粉·················大さじ1
┌ しょうゆ・酒·········各小さじ1
│ みりん·················小さじ½
Ⓐ 顆粒カツオだし（食塩不使用）
│                   小さじ⅓(1g)
└ 水···················½カップ(100mL)
大根（すりおろす）···············60g
```

**つけ合わせ**

ゆで小松菜（3cm長さに切る）…30g
※ストック野菜（25ページ）があると便利。

**作り方**

1 鶏肉は5切れのそぎ切りにし、酒をふって5分おく。水けをふきとりかたくり粉をまぶす。
2 なべにⒶを入れて火にかけ、煮立ったら中火にし、1を加えてふたをして約5分、上下を返して肉に火が通るまで2分ほど蒸し煮にする。
3 すりおろした大根を加え、温まったら火を消す。
4 器にゆで小松菜を盛り、3をのせる。

# 鶏肉とセロリのチリソース

| | エネルギー | 食塩相当量 | たんぱく質 |
|---|---|---|---|
| 1人分 | 179kcal | 1.0g | 12.4g |

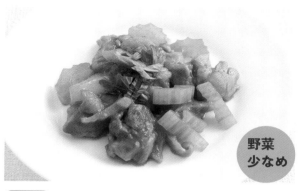

野菜
少なめ

### 材料／1人分

| | |
|---|---|
| ┌ 鶏もも皮つき肉 | 70g |
| ┤ 酒 | 小さじ1 |
| └ かたくり粉 | 大さじ½ |
| セロリ | 30g |
| Ⓐ ┌ トマトケチャップ・酢 | 各大さじ1 |
| （ ├ 顆粒鶏がらだし | ミニスプーン1弱(0.5g) |
| チ ├ にんにくのすりおろし | 小さじ⅕ |
| リ ├ 水 | 大さじ4 |
| ソ └ 赤とうがらし（種を除く） | ½本 |
| ス ） | |
| セロリの葉 | 3g |

| チリソース 1人分 | エネルギー | 食塩相当量 | たんぱく質 |
|---|---|---|---|
| | 28kcal | 0.8g | 0.4g |

### 作り方

1 鶏肉は5等分のそぎ切りにし、酒をふって5分おく。水けをふきとりかたくり粉をまぶす。
2 セロリは5mm厚さの斜め薄切りにする。
3 なべにⒶと2を入れて火にかけ、煮立ったら中火にして1を加え、肉に火が通るまで煮る。
4 器に盛り、セロリの葉を散らす。

# 手羽元のポトフ

| | エネルギー | 食塩相当量 | たんぱく質 |
|---|---|---|---|
| 1人分 | 165kcal | 0.5g | 12.8g |

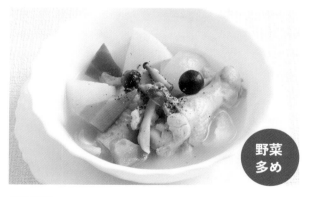

野菜
多め

### 材料／1人分

| | |
|---|---|
| 鶏手羽元 | 2本(正味70g) |
| にんじん・玉ねぎ | 各50g |
| 大根 | 30g |
| しめじ類 | 20g |
| 水 | 1カップ(200mL) |
| ロリエ | 1枚 |
| 塩 | ミニスプーン⅓(0.3g) |
| 黒こしょう | 少量 |

### ✎MEMO

ロリエをこんぶにかえると和風味のポトフになります。

### 作り方

1 にんじんと大根は大きめの乱切りに、玉ねぎは根元をつけたまま2〜3つのくし形に切る。しめじは小房に分ける。
2 なべに塩とこしょう以外の材料を入れて火にかける。煮立ったらアクを除きながら中火で15〜20分煮る。
3 手羽元がやわらかくなったら塩で味をととのえる。器に盛りつけてこしょうをふる。

# 鶏肉のレンジ蒸し

| | エネルギー | 食塩相当量 | たんぱく質 |
|---|---|---|---|
| 1人分 | 226kcal | 0.8g | 12.5g |

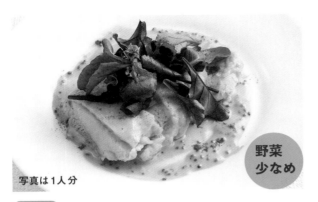

写真は1人分

**材料／作りやすい量（4人分）** ▮▮▮▮

鶏もも皮つき肉‥‥‥‥‥‥‥‥‥‥280g
塩‥‥‥‥‥‥‥‥‥ミニスプーン1（1g）
こしょう‥‥‥‥‥‥‥‥‥‥‥‥少量
酒‥‥‥‥‥‥‥‥‥‥‥‥‥‥大さじ4

Ⓐ（オーロラソース）
マヨネーズ‥‥‥‥‥‥‥‥大さじ4
トマトケチャップ‥‥‥‥‥大さじ1
粒マスタード（好みで）‥‥‥小さじ1

パプリカパウダー‥‥‥‥‥‥‥‥少量

つけ合わせ
ベビーリーフ‥‥‥‥40g（1人分10g）

✏️**MEMO**

ソースを変えて和風、中国風にアレンジ！

| オーロラソース 1人分 | エネルギー | 食塩相当量 | たんぱく質 |
|---|---|---|---|
| | 88kcal | 0.4g | 0.4g |

**野菜 少なめ**

**作り方**

1 鶏肉に塩とこしょうをもみ込み、5分おいて水けをふき取る。
2 耐熱容器に**1**を入れて酒をふり、ラップをかけて、電子レンジ（600W）で7〜8分加熱する。ラップをしたままおいて、さめたら薄くそぎ切りにする。
3 Ⓐを混ぜ合わせる。
4 器に**2**を盛り、**3**をかける。パプリカパウダーをふり、ベビーリーフを添える。

# 鶏つくねの焼き鳥風

| | エネルギー | 食塩相当量 | たんぱく質 |
|---|---|---|---|
| 1人分 | 240kcal | 1.0g | 10.4g |

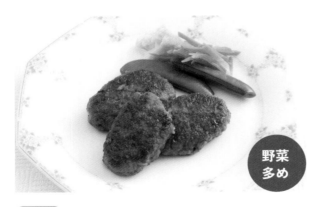

**材料／1人分** ▮

Ⓐ
鶏ひき肉‥‥‥‥‥‥‥‥‥‥50g
卵‥‥‥‥‥‥‥‥‥‥‥‥‥15g
れんこん‥‥‥‥‥‥‥‥‥‥30g
にんじん‥‥‥‥‥‥‥‥‥‥20g
かたくり粉・酒‥‥‥‥各大さじ1

サラダ油‥‥‥‥‥‥‥‥‥‥‥小さじ1

Ⓑ
しょうゆ‥‥‥‥‥‥‥‥‥小さじ1
みりん‥‥‥‥‥‥‥‥小さじ1⅓
酒‥‥‥‥‥‥‥‥‥‥‥‥小さじ2

つけ合わせ
ゆでカリフラワー・ゆでスナップえんどう・ゆでにんじん（せん切り）
‥‥‥‥‥‥‥‥‥‥‥‥‥‥各10g

**野菜 多め**

**作り方**

1 れんこんとにんじんはあらみじんに切る。
2 ポリ袋にⒶを入れよく混ぜ、3等分にして小判形に丸める。
3 フライパンにサラダ油を熱し、中火で**2**の両面を焼く。
4 Ⓑを加え、つくねにからめながらつやが出るまで煮つめる。
5 器に盛り、ゆでカリフラワー、ゆでスナップえんどう、ゆでにんじんを添える。

# 牛肉のおかず

下表は国産牛の値。脂質の少ない輸入牛はたんぱく質が多く、霜降り肉など脂質の多い和牛は高エネルギーです。

## 部位別・重量別のたんぱく質とエネルギー　脂質の少ない部位ほどたんぱく質量が多い。

| | | 50g あたり | 60g あたり | 70g あたり | 80g あたり |
|---|---|---|---|---|---|
| 牛肩肉 | たんぱく質 | 8.6g | 10.3g | 12.0g | 13.7g |
| | エネルギー | 116kcal | 139kcal | 162kcal | 185kcal |
| 牛もも肉 | たんぱく質 | 8.0g | 9.6g | 11.2g | 12.8g |
| | エネルギー | 98kcal | 118kcal | 137kcal | 157kcal |
| 牛ひき肉 | たんぱく質 | 7.2g | 8.6g | 10.1g | 11.5g |
| | エネルギー | 126kcal | 151kcal | 176kcal | 201kcal |
| 牛肩ロース | たんぱく質 | 6.9g | 8.2g | 9.6g | 11.0g |
| | エネルギー | 148kcal | 177kcal | 207kcal | 236kcal |

# 牛肉とピーマンのいため物

| エネルギー | 食塩相当量 | たんぱく質 |
|---|---|---|
| 279kcal | 1.2g | 10.5g |

1人分

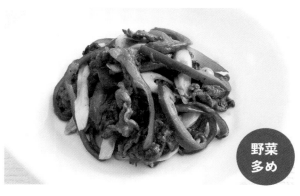

野菜
多め

### 材料／1人分 👤

牛肩ロース薄切り肉……………………70g

**A**
酒・かたくり粉………各小さじ1
しょうゆ………………小さじ¼

ピーマン………………………………40g

ねぎ……………………………………20g

サラダ油……………………………小さじ½

**B**
しょうゆ・みりん………各小さじ½
顆粒鶏がらだし………小さじ⅓(1g)
こしょう………………………少量
にんにくのみじん切り……小さじ⅕

**C**
ごま油……………………………小さじ½
酢………………………………小さじ⅓

### 作り方

1　牛肉は一口大に切る。ポリ袋に入れ、**A**を加えてもみ込む。
2　ピーマンは細切り、ねぎは斜め薄切りにする。
3　フライパンにサラダ油を入れて中火にかけ、ねぎを軽くいため、**1**を加えていため、肉の色が変わったらとり出す。
4　**3**のフライパンにピーマンを入れていため、**3**を戻し入れる。**B**を加えて強火にし、いため合わせる。火を消して、**C**をまわしかける。

# 牛肉の野菜巻き わさびソース

| | エネルギー | 食塩相当量 | たんぱく質 |
|---|---|---|---|
| 1人分 | 281kcal | 1.0g | 11.0g |

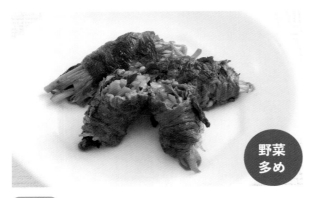

野菜
多め

 材料／1人分

牛肩ロース薄切り肉‥‥‥‥‥3枚 (70g)
えのきたけ・小ねぎ‥‥‥‥‥各30g
ゆでにんじん‥‥‥‥‥‥‥‥‥30g
サラダ油‥‥‥‥‥‥‥‥‥‥小さじ1
Ⓐ［ 練りわさび‥‥‥ ミニスプーン½ (0.5g)
  └ しょうゆ・みりん‥‥‥‥各小さじ1

### MEMO

にんじんはストック野菜 (25ジ) を
使うと手軽にできます！

### 作り方

1 えのきたけは根元を切り除いて、長さを半分に切る。
  小ねぎは4cm長さに切る。にんじんは4cm長さの細
  切りにする。
2 牛肉を1枚ずつ広げ、1を等分にのせて巻く。
3 フライパンにサラダ油を熱し、2を巻き終わりを下にして
  並べる。ころがしながら中火で焼き色がつくまで焼く。
4 Ⓐをまわし入れて火を強め、牛肉にからめて火を消す。

# 牛肉とレタスのオイスターソースいため

| | エネルギー | 食塩相当量 | たんぱく質 |
|---|---|---|---|
| 1人分 | 275kcal | 1.4g | 10.5g |

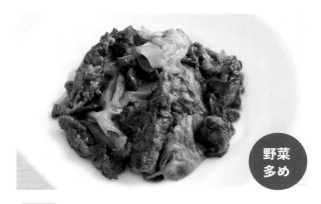

野菜
多め

材料／1人分

牛肩ロース薄切り肉‥‥‥‥‥‥‥70g
Ⓐ［ 酒・かたくり粉‥‥‥‥各小さじ1
  └ しょうゆ‥‥‥‥‥‥‥‥小さじ¼
レタス‥‥‥‥‥‥‥‥‥‥‥‥‥50g
サラダ油‥‥‥‥‥‥‥‥‥‥小さじ½
Ⓑ［ オイスターソース‥‥‥‥小さじ1
  │ 砂糖・しょうゆ‥‥‥‥各小さじ½
  │ こしょう‥‥‥‥‥‥‥‥‥少量
  └ 水‥‥‥‥‥‥‥‥‥‥‥大さじ2
ごま油‥‥‥‥‥‥‥‥‥‥‥小さじ½

### MEMO

レタスの代わりにゆでブロッコリーや
さやいんげん、ピーマン、セロリなど
も合います。

### 作り方

1 牛肉は一口大に切る。ポリ袋に入れ、Ⓐを加えても
  み込む。
2 レタスは一口大にちぎる。
3 フライパンにサラダ油を中火で熱し、1を入れていた
  める。肉の色が変わったら2を加え、ひと混ぜしたら
  Ⓑを加え、強火にしていため合わせる。
4 火を消し、ごま油を回しかけて器に盛る。

# 牛肉と豆腐のすき焼き風

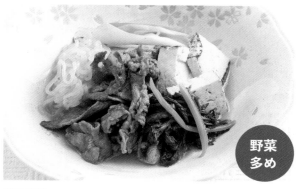

野菜
多め

| | エネルギー | 食塩相当量 | たんぱく質 |
|---|---|---|---|
| 1人分 | 237kcal | 1.0g | 11.3g |

**材料／1人分**

| | |
|---|---|
| 牛肩ロース薄切り肉 | 50g |
| 焼き豆腐 | 40g |
| ねぎ | 50g |
| しらたき | 40g |
| 春菊 | 20g |
| サラダ油 | 小さじ⅓ |
| Ⓐ 酒 | 小さじ2 |
| 砂糖・しょうゆ | 各小さじ1 |
| みりん | 小さじ½ |
| 水 | 大さじ4 |

### MEMO

牛肉は長時間煮るとかたくなるので、味をからめたら一度とり出して、最後に戻し入れます。

**作り方**

1 牛肉は一口大に切る。豆腐は長辺を半分に切ってから1cm厚さに切る。ねぎは斜め切りにする。しらたきは食べやすい長さに切って2～3分ゆでる。春菊は4～5cm長さに切る。
2 なべにサラダ油を中火で熱し、肉を入れて色が変わるまでいためる。Ⓐを加えてからめ、肉をとり出す。
3 2のなべに水を加えて、豆腐、しらたき、ねぎを加えて中火で煮る。肉を戻し入れ、春菊を加えてさっと煮る。

# 牛肉のカレーソテー

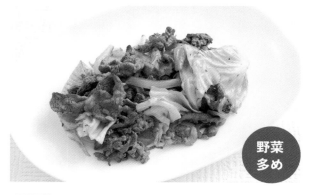

野菜
多め

| | エネルギー | 食塩相当量 | たんぱく質 |
|---|---|---|---|
| 1人分 | 277kcal | 0.6g | 10.4g |

**材料／1人分**

| | |
|---|---|
| 牛肩ロース薄切り肉 | 70g |
| Ⓐ 酒 | 小さじ2 |
| 中濃ソース | 小さじ1½ |
| しょうがの絞り汁 | 小さじ½ |
| カレー粉 | ミニスプーン1(0.4g) |
| 水 | 小さじ1 |
| キャベツ | 50g |
| 玉ねぎ | 30g |
| サラダ油 | 小さじ1 |

### MEMO

キャベツの代わりにセロリやゆでカリフラワー、青梗菜なども合います。

**作り方**

1 牛肉は一口大に切る。ポリ袋に入れ、Ⓐを加えてもみ込む。
2 キャベツは一口大に切り、玉ねぎは薄切りにする。
3 フライパンにサラダ油を中火で熱して1を入れ、両面に焼き色をつけたらとり出す。
4 2を加えていため、しんなりとなったら肉を戻し入れていため合わせる。

# 魚のおかず

良質なたんぱく質を多く含むほか、不飽和脂肪酸の DHA や EPA、ビタミン D なども豊富です。

**魚の種類別のたんぱく質とエネルギー**　魚の種類によりますが、切り身1切れが 70 〜 80 g です。

| | | 60g あたり | 70g あたり | 80g あたり |
|---|---|---|---|---|
| 生ザケ | たんぱく質 | 11.3g | 13.2g | 15.1g |
| | エネルギー | 74kcal | 87kcal | 99kcal |
| ブリ | たんぱく質 | 11.2g | 13.0g | 14.9g |
| | エネルギー | 133kcal | 155kcal | 178kcal |
| 生サバ | たんぱく質 | 10.7g | 12.5g | 14.2g |
| | エネルギー | 127kcal | 148kcal | 169kcal |
| メカジキ | たんぱく質 | 9.1g | 10.6g | 12.2g |
| | エネルギー | 83kcal | 97kcal | 111kcal |
| 生ダラ | たんぱく質 | 8.5g | 9.9g | 11.4g |
| | エネルギー | 43kcal | 50kcal | 58kcal |

## ブリの照り焼き

| | エネルギー | 食塩相当量 | たんぱく質 |
|---|---|---|---|
| 1人分 | 225kcal | 0.9g | 13.6g |

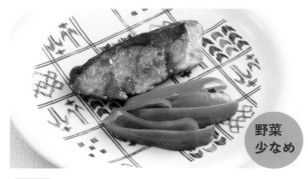

野菜
少なめ

### 材料／1人分 🛈

[ ブリ……………………1 切れ (70g)
  かたくり粉………………………大さじ½
サラダ油………………………小さじ 1
Ⓐ [ しょうゆ・みりん・酒…各小さじ1
    酢………………………………小さじ½

**つけ合わせ**
ゆでピーマン（細切り）…………30g
※ストック野菜（25㌻）があると便利。

### ✏MEMO

酢を加えて酸味をきかせた照り焼き味。カジキや生ザケにも合います。

### 作り方

1 ブリにかたくり粉をまぶし、余分な粉を落とす。
2 フライパンにサラダ油を熱し、1 を表になるほうから入れて中火で 2 分焼き、裏返して 2 分焼く。
3 2 をフライパンの端に寄せ、Ⓐを入れて混ぜ、とろりとしたらブリにからめて火を消す。
4 器に盛り、ゆでピーマンを添える。

# 生ザケのムニエル レモンソース

| | エネルギー | 食塩相当量 | たんぱく質 |
|---|---|---|---|
| 1人分 | 197kcal | 0.9g | 14.5g |

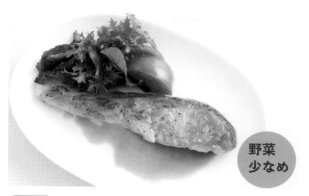

野菜
少なめ

**材料／1人分**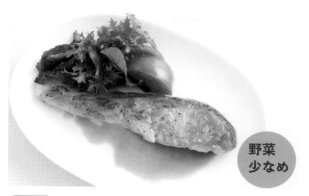

- 生ザケ・・・・・・・・・・・・・・・・・・・・・1切れ (70g)
- 塩・・・・・・・・・・・・・・・・・・・・ミニスプーン⅓ (0.3g)
- こしょう・・・・・・・・・・・・・・・・・・・・・・・・少量
- 小麦粉・・・・・・・・・・・・・・・・・・・・・・・・大さじ1
- サラダ油・・・・・・・・・・・・・・・・・・・・・・・小さじ1
- Ⓐ（レモンソース）
  - バター（食塩不使用）・・・・・・・・・・・・4g
  - しょうゆ・・・・・・・・・・・・・・・・・・・・小さじ½
  - レモン果汁・・・・・・・・・・・・・・・・・・大さじ1
- つけ合わせ
  - トマト（くし形切り）・・・・・・・・・30g
  - ベビーリーフ・・・・・・・・・・・・・・・・・10g

| レモンソース 1人分 | エネルギー | 食塩相当量 | たんぱく質 |
|---|---|---|---|
| | 35kcal | 0.4g | 0.2g |

**作り方**

1 サケに塩とこしょうをふり、10分ほどおく。水けをふきとり、小麦粉をまぶす。
2 フライパンにサラダ油を熱し、**1** を表になるほうから入れて中火で3分焼き、裏返して3分焼く。器にとり出す。
3 **2** のフライパンをさっとふき、Ⓐを入れて中火にかけて温める。
4 **2** に **3** をかけ、トマトとベビーリーフを添える。

# 生ザケのホイル蒸し ごま酢ソース

| | エネルギー | 食塩相当量 | たんぱく質 |
|---|---|---|---|
| 1人分 | 130kcal | 1.0g | 14.7g |

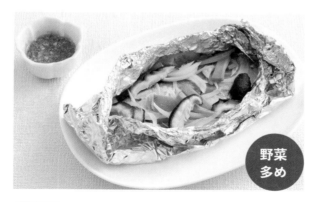

野菜
多め

**材料／1人分**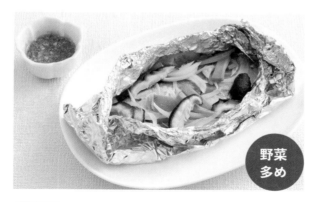

- 生ザケ・・・・・・・・・・・・・・・・・・・・・1切れ (70g)
- 玉ねぎ・・・・・・・・・・・・・・・・・・・・・・・・・20g
- 生しいたけ・・・・・・・・・・・・・・・・・・・・・・20g
- にんじん・・・・・・・・・・・・・・・・・・・・・・・・10g
- Ⓐ（ごま酢ソース）
  - 酢・・・・・・・・・・・・・・・・・・・・・・・・小さじ2
  - しょうゆ・・・・・・・・・・・・・・・・・・・・小さじ1
  - 砂糖・・・・・・・・・・・・・・・・・・・・・・小さじ½
  - すり白ごま・・・・・・・・・・・・・・・・・・小さじ1
  - ねぎのみじん切り・・・・・・・・・・・・・・5g
  - しょうがのみじん切り・・・・・・・・・・・5g

| ごま酢ソース 1人分 | エネルギー | 食塩相当量 | たんぱく質 |
|---|---|---|---|
| | 28kcal | 0.9g | 0.9g |

**作り方**

1 玉ねぎは薄切りにし、しいたけは石づきを切り除いてそぎ切り、にんじんは3cm長さの短冊切りにする。
2 アルミ箔を広げ、サケをのせ、**1** をのせて包む。
3 フライパンに3～4cm高さに水を入れ、**2** を入れてふたをし、中火にかける。4分加熱したら弱火にし7～8分蒸し焼きにする。
4 器に盛り、Ⓐを混ぜ合わせたソースをつけて食べる。

# 焼きサバのみそ煮

| | エネルギー | 食塩相当量 | たんぱく質 |
|---|---|---|---|
| 1人分 | 237kcal | 1.3g | 13.9g |

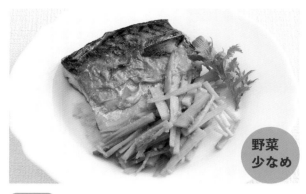

野菜
少なめ

### 材料/1人分

| | |
|---|---|
| 生サバ | 70g |
| ごぼう | 40g |
| サラダ油 | 小さじ1 |
| Ⓐ 酒 | 大さじ1 |
| みそ | 大さじ½ |
| 砂糖・酢 | 各小さじ1 |
| 水 | 80mL |

### ✎MEMO

サバに焼き目をつけるのがうす味で
おいしく食べるコツ！

### 作り方

1 ごぼうは皮をこそげとり、3cm長さの細切りにする。
2 フライパンにサラダ油を中火で熱し、サバを入れ、両面に焼き色をつけとり出す（中まで火は通さない）。
3 フライパンについた脂をふきとり、Ⓐを入れて火にかける。煮立ったら2と1を加え、ふたをして中火で5分ほど煮る。汁がとろりとしたら火を消す。

# カジキの竜田揚げ

| | エネルギー | 食塩相当量 | たんぱく質 |
|---|---|---|---|
| 1人分 | 163kcal | 1.0g | 11.2g |

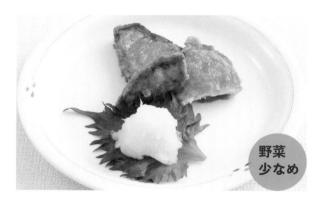

野菜
少なめ

### 材料/1人分

| | |
|---|---|
| メカジキ | 70g |
| Ⓐ しょうゆ・酒 | 各小さじ1 |
| しょうがの絞り汁 | ミニスプーン1(1.2g) |
| かたくり粉 | 大さじ½ |
| 揚げ油 | |
| 大根（すりおろす） | 30g |
| 青じそ | 1枚 |
| 揚げ油 | |

### ✎MEMO

カラリと揚げ焼きしたカジキに、おろ
し大根をのせてさっぱりと。

### 作り方

1 カジキは3〜4切れに切り、Ⓐを加えて5分ほどおく。汁けをふきとり、かたくり粉をまぶす。
2 フライパンに高さ1cmくらいまで揚げ油を入れ、1を揚げ焼きにする。
3 器に盛り、青じそとすりおろした大根を添える。

# 生ダラの甘酢あんかけ

| | エネルギー | 食塩相当量 | たんぱく質 |
|---|---|---|---|
| 1人分 | 150kcal | 0.8g | 10.7g |

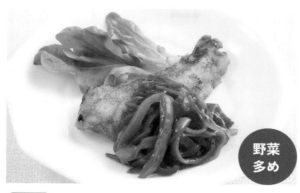

野菜多め

**材料/1人分**

| | |
|---|---|
| 生ダラ | 70g |
| かたくり粉 | 大さじ½ |
| 揚げ油 | |
| 玉ねぎ | 30g |
| にんじん | 10g |
| ピーマン・パプリカ | 各10g |
| Ⓐ 酢 | 小さじ2 |
| みりん・トマトケチャップ | 各小さじ1 |
| 砂糖・しょうゆ | 各小さじ½ |
| 水 | 大さじ1 |
| かたくり粉 | 小さじ½ |
| 水 | 小さじ1 |
| サラダ菜 | 5g |

**作り方**

1 玉ねぎは薄切り、にんじんとピーマン、パプリカはせん切りにする。
2 タラは水けをふきとり、かたくり粉大さじ½をまぶす。
3 なべにⒶと1を入れ、ふたをして中火にかけて蒸し煮にする。野菜に火が通ったらかたくり粉を水でといてまわし入れ、とろみをつける。
4 フライパンに高さ1cmくらいまで揚げ油を入れ、2を揚げ焼きにする。
5 器に4を盛り、3をかけ、サラダ菜を添える。

# アクアパッツァ

| | エネルギー | 食塩相当量 | たんぱく質 |
|---|---|---|---|
| 1人分 | 129kcal | 0.9g | 11.9g |

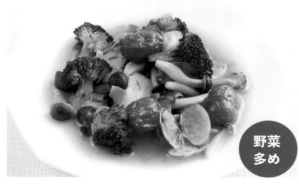

野菜多め

**材料/1人分**

| | |
|---|---|
| 生ダラ | 60g |
| アサリ（砂抜きしたもの） | 殻つき小6個（正味18g） |
| しめじ類 | 50g |
| ブロッコリー | 30g |
| オリーブ油 | 小さじ1 |
| にんにくのみじん切り | 1かけ |
| ミニトマト | 3個 |
| 白ワイン | 大さじ1 |
| 水 | 大さじ2 |
| 塩 | ミニスプーン⅓（0.3g） |

**作り方**

1 しめじとブロッコリーは小房に分ける。
2 タラは水けをよくふき取る。
3 フライパンにオリーブ油を入れて中火にかけ、にんにくを入れて香りが立つまでいためる。2を皮目から入れて焼き、焼き目がついたら裏返す。
4 1とミニトマト、白ワイン、水を加えて中火にし、煮立つ直前で火を弱め、ふたをして5分蒸す。塩で味をととのえて器に盛る。

Part 2 主菜 レシピ 魚のおかず

# 魚介のクリームシチュー

| | エネルギー | 食塩相当量 | たんぱく質 |
|---|---|---|---|
| 1人分 | **196**kcal | **1.0**g | **13.8**g |

材料／1人分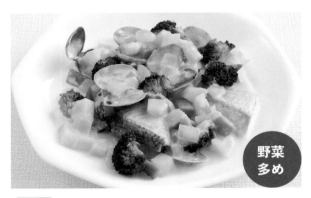

生ザケ··················································50g
アサリ（砂抜きしたもの）
····················殻つき小6個（正味18g）
Ⓐ じゃが芋····································50g
玉ねぎ······································30g
にんじん····································20g
顆粒ブイヨン···········小さじ⅓（1g）
水·······················¾カッ（150mL）
ブロッコリー·································30g
牛乳·····························¼カッ（50mL）
バター（食塩不使用）·······小さじ1（4g）
かたくり粉································小さじ1
水··········································小さじ2
こしょう········································少量

作り方

1 玉ねぎはあらみじんに切る。じゃが芋とにんじんは2cm角に切る。
2 ブロッコリーは小房に分けてゆでる。
3 なべにⒶを入れ中火にかけ、5分ほど煮る。サケとアサリを加え、火が通ったら牛乳を加える。
4 バターを加え、かたくり粉を水でといてまわし入れ、とろみをつける。
5 2を加え、こしょうをふり、火を消す。

**野菜多め**

# サバの南蛮漬け

| | エネルギー | 食塩相当量 | たんぱく質 |
|---|---|---|---|
| 1人分 | **243**kcal | **1.1**g | **13.2**g |

材料／1人分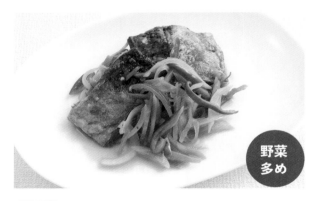

生サバ·······································70g
酒··········································小さじ1
かたくり粉··································大さじ1
揚げ油
玉ねぎ········································30g
にんじん・ピーマン···················各10g
水············································大さじ1
Ⓐ しょうゆ・酢···············各小さじ1
砂糖······································小さじ½
赤とうがらし（種を除く）······½本

✏ MEMO

サバは揚げたてのあつあつをつけ汁に浸すと味がよくしみ込みます。

**野菜多め**

作り方

1 サバは3等分にそぎ切りにし、酒をふって5分ほどおく。汁けをふきとり、かたくり粉をまぶす。
2 玉ねぎは薄切り、にんじんとピーマンはせん切りにする。
3 なべに2と水を入れて中火にかけ、ふたをして蒸し煮にする。野菜に火が通ったらⒶを加え、再び煮立ったら火を消す。
4 フライパンに高さ1cmくらいまで揚げ油を入れ、1を揚げ焼きにする。熱いうちに3につけ、5分ほどつける。

# カジキのきのこあんかけ

| | エネルギー | 食塩相当量 | たんぱく質 |
|---|---|---|---|
| 1人分 | 137kcal | 1.0g | 12.3g |

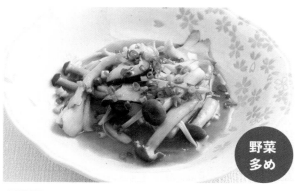

野菜
多め

**材料／1人分**

メカジキ‥‥‥‥‥‥‥‥‥‥‥‥‥70g
きのこ（しめじ類、まいたけなど好みものもの）
‥‥‥‥‥‥‥‥‥‥‥‥‥‥‥‥‥60g
Ⓐ
しょうゆ‥‥‥‥‥‥‥‥小さじ1
顆粒カツオだし（食塩不使用）
‥‥‥‥‥‥‥‥‥小さじ1/3（1g）
みりん‥‥‥‥‥‥‥‥小さじ1/2
水‥‥‥‥‥‥‥1/2カップ（100mL）
かたくり粉‥‥‥‥‥‥‥‥‥小さじ1
水‥‥‥‥‥‥‥‥‥‥‥‥‥小さじ2
小ねぎ（小口切り）‥‥‥‥‥‥‥10g

**作り方**

1 きのこはそれぞれ小房に分けておく。
2 なべにⒶを入れて中火にかけ、沸騰したらカジキを入れてふたをして中火で5分ほど火が通るまで煮る。
3 1を加えてひと煮立ちさせ、かたくり粉を水でといて加え、とろみがついたら火を消す。
4 器にカジキを盛り、きのこのあんをかけ、小ねぎを散らす。

# カジキのピリ辛煮

| | エネルギー | 食塩相当量 | たんぱく質 |
|---|---|---|---|
| 1人分 | 152kcal | 1.1g | 11.4g |

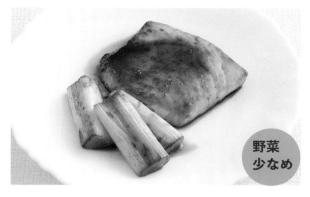

野菜
少なめ

**材料／1人分**

メカジキ‥‥‥‥‥‥‥‥‥‥‥‥‥70g
酒‥‥‥‥‥‥‥‥‥‥‥‥‥‥小さじ1
ねぎ‥‥‥‥‥‥‥‥‥‥‥‥‥‥40g
サラダ油‥‥‥‥‥‥‥‥‥‥‥小さじ1
Ⓐ
しょうゆ‥‥‥‥‥‥‥‥小さじ2/3
豆板醤‥‥‥‥‥‥‥‥‥小さじ1/3
酒‥‥‥‥‥‥‥‥‥‥‥小さじ1

**✎MEMO**

カジキに火が通ってから調味料を加えて、表面だけに味を集中させると、もの足りなさを感じません。

**作り方**

1 カジキは酒をふって5分ほどおき、汁けをふきとる。
2 ねぎは4cm長さに切る。
3 フライパンに油を熱し、1を表になるほうを下にして入れ、中火で2分焼き、裏返して2分ほど火が通るまで焼く。
4 2を加えて焼き色がついたら、Ⓐをよく混ぜてまわし入れ、とろりとしたら火を消す。

# 生ダラのレンジ蒸し

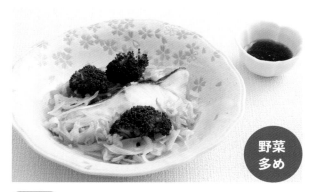

| | エネルギー | 食塩相当量 | たんぱく質 |
|---|---|---|---|
| 1人分 | 131kcal | 1.4g | 12.2g |

野菜
多め

(材料/1人分) i

- 生ダラ……………………………70g
- 塩……………………ミニスプーン⅓ (0.3g)
- 酒……………………………小さじ1
- ねぎ……………………………40g
- にんじん・ブロッコリー………各30g
- 白菜……………………………20g
- ごま油…………………………小さじ1
- Ⓐ
  - しょうゆ……………………小さじ1
  - 酢……………………………小さじ1
  - 七味とうがらし………………少量

✎ MEMO

野菜も魚も電子レンジ加熱で作れて
簡単です。

(作り方)

1 タラに塩と酒をふり、4～5分おいて汁けをふきとる。
2 ねぎは斜め薄切り、にんじんは3cm長さのせん切りにする。ブロッコリーは小房に分け、白菜は細切りにする。
3 耐熱皿に白菜を敷き、1をのせ、残りの野菜を彩りよく盛りつける。
4 ふんわりとラップをかけ、電子レンジ(600W)で4～5分加熱し、仕上げにごま油をふる。
5 Ⓐを混ぜ合わせ、つけながら食べる。

# サバみそ缶のグラタン風

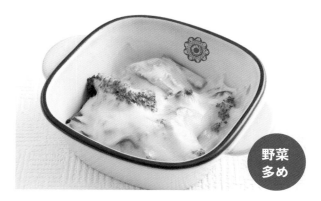

| | エネルギー | 食塩相当量 | たんぱく質 |
|---|---|---|---|
| 1人分 | 237kcal | 1.2g | 15.9g |

野菜
多め

(材料/1人分) i

- サバみそ煮缶詰め………………50g
- とろけるチーズ…………………30g
- ゆでブロッコリー(小房に分ける)……60g

✎ MEMO

野菜はストック野菜やトマトなどで
アレンジしても。

| サバみそ煮 缶詰め50g | エネルギー | 食塩相当量 | たんぱく質 |
|---|---|---|---|
| | 105kcal | 0.6g | 6.8g |

(作り方)

1 サバみそ煮缶はあらくほぐす。
2 耐熱皿にブロッコリー、1、チーズの順にのせる。
3 オーブントースターでチーズがとけるまで焼く。

# ツナ入り春巻き

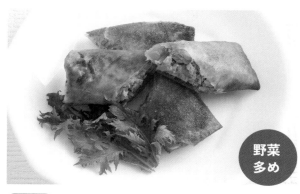

エネルギー | 食塩相当量 | たんぱく質
---|---|---
247kcal | 0.5g | 7.8g

1人分

**材料/1人分**

ツナ水煮缶詰め……………………40g
ゆでもやし・ゆでキャベツ……各30g
春巻きの皮………………………2枚
かたくり粉………………小さじ½
水………………………………小さじ1
揚げ油
リーフレタス……………………5g

**MEMO**

ツナの塩味で味つけなしでおいしい！

| | エネルギー | 食塩相当量 | たんぱく質 |
|---|---|---|---|
| ツナ水煮缶詰め 40g | 28kcal | 0.2g | 5.2g |

**作り方**

1 春巻きの皮を1枚広げ、汁けをきったツナ、もやし、キャベツを½量ずつのせて包む。巻き終わりに水どきかたくり粉をつける。もう1枚も同様に包む。
2 フライパンに高さ1cmくらいまで揚げ油を入れ、1を揚げ焼きにする。
3 食べやすく切って器に盛り、リーフレタスを添える。

野菜多め

---

# サケ缶のロール白菜

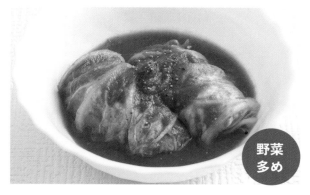

エネルギー | 食塩相当量 | たんぱく質
---|---|---
108kcal | 0.7g | 9.0g

1人分

**材料/1人分**

サケ水煮缶詰め………………………40g
小ねぎ（小口切り）…………………20g
白菜……………………………………100g
小麦粉………………………………小さじ½
Ⓐ
顆粒ブイヨン………小さじ⅓（1g）
水……………………………………大さじ3
トマトジュース（食塩不使用）
………………………½カップ（100mL）
黒こしょう…………………………少量

| | エネルギー | 食塩相当量 | たんぱく質 |
|---|---|---|---|
| サケ水煮缶詰め 40g | 62kcal | 0.2g | 7.2g |

**作り方**

1 サケ缶をほぐし、小ねぎと混ぜる。
2 白菜は軸に縦に切り込みを入れて、電子レンジ（600W）で1分加熱する。
3 2に小麦粉をふり、1をのせて包み、巻き終わりを楊枝でとめる。
4 なべに3を並べ、Ⓐを加え、白菜がやわらかくなるまで煮る。
5 器に盛り、黒こしょうをふる。

野菜多め

Part 2 主菜レシピ 魚のおかず

# 大豆製品のおかず

大豆は「畑の肉」とも呼ばれる良質なたんぱく質源。
カルシウムや鉄なども比較的多く含みます。

## 大豆製品のたんぱく質とエネルギー
水分量が少ないほど、たんぱく質の割合は多くなります。

| | | 50g あたり | 80g あたり | 100g あたり |
|---|---|---|---|---|
| 厚揚げ | たんぱく質 | 5.2g | 8.2g | 10.3g |
| | エネルギー | 72kcal | 114kcal | 143kcal |
| もめん豆腐 | たんぱく質 | 3.4g | 5.4g | 6.7g |
| | エネルギー | 37kcal | 58kcal | 73kcal |
| 絹ごし豆腐 | たんぱく質 | 2.7g | 4.2g | 5.3g |
| | エネルギー | 28kcal | 45kcal | 56kcal |

| がんもどき 100g | たんぱく質 | 15.2g | 高野豆腐 乾1枚 16g | たんぱく質 | 7.9g |
|---|---|---|---|---|---|
| | エネルギー | 223kcal | | エネルギー | 79kcal |

---

## 家常豆腐
じゃーちゃん

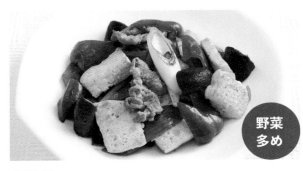

**野菜 多め**

| | エネルギー | 食塩相当量 | たんぱく質 |
|---|---|---|---|
| 1人分 | **209**kcal | **0.9**g | **11.1**g |

### 材料／1人分

| | |
|---|---|
| もめん豆腐 | 80g |
| 豚肩ロース薄切り肉 | 30g |
| ねぎ | 40g |
| 生しいたけ・ピーマン | 各20g |
| サラダ油 | 小さじ1 |
| 赤とうがらし（種を除く） | 1本 |
| Ⓐ しょうゆ・酒 | 各小さじ1 |
| 砂糖 | 小さじ½ |
| ごま油 | 小さじ¼ |

### ✐MEMO

赤とうがらしの辛味をきかせて減塩に
仕上げます。

### 作り方

1. 豆腐は長辺を半分に切ってから1cm厚さに切り、水け
をよくふきとる。豚肉は一口大に切る。

2. ねぎは1cm幅の斜め切りにし、しいたけは石づきを切り
除いて半分にそぎ切りにし、ピーマンは乱切りにする。

3. フライパンにサラダ油小さじ½を熱し、中火で豆腐の
表面をしっかりと焼き、とり出す。

4. 残りのサラダ油と赤とうがらしを加えていため、香りが
出たら豚肉をいためる。肉の色が変わったら2を加えて
いため、3を戻し入れる。Ⓐを入れて味をからめて火を
消し、ごま油を加える。

# 麻婆豆腐

|  | エネルギー | 食塩相当量 | たんぱく質 |
|---|---|---|---|
| 1人分 | 179kcal | 0.9g | 10.8g |

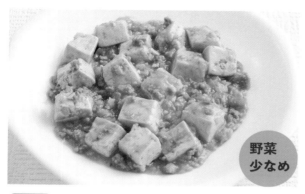

野菜
少なめ

材料／1人分

| もめん豆腐 | 80g |
|---|---|
| 豚ひき肉 | 30g |
| サラダ油 | 小さじ1 |

**Ⓐ**
| ねぎのみじん切り | 10g |
|---|---|
| しょうがのみじん切り | 5g |
| にんにくのみじん切り | 5g |

**Ⓑ**
| みそ・豆板醤 | 各小さじ⅓ |
|---|---|
| 顆粒鶏がらだし | ミニスプーン1弱(0.5g) |
| 水 | ½カップ(100mL) |

| かたくり粉 | 小さじ½ |
|---|---|
| 水 | 小さじ1 |

### 作り方

1 豆腐は1.5cm角に切り、ペーパータオルに包んで水けをふきとる。
2 フライパンにサラダ油を中火で熱し、Ⓐ、肉の順に入れていためる。肉の色が変わったら、Ⓑ、1の順に加えて2～3分煮る。
3 アクを除き、かたくり粉を水でといて加え、とろみをつける。

### ✏️MEMO

しょうがとにんにくは市販のチューブ入りのものでもOK!

# 厚揚げときのこのいため物

|  | エネルギー | 食塩相当量 | たんぱく質 |
|---|---|---|---|
| 1人分 | 153kcal | 0.9g | 10.2g |

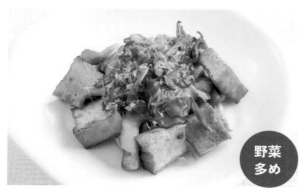

野菜
多め

材料／1人分

| 厚揚げ | 80g |
|---|---|
| まいたけ | 50g |
| サラダ油 | 小さじ½ |
| しょうゆ | 小さじ1 |
| 削りガツオ | 小½袋(1.5g) |

### ✏️MEMO

厚揚げに焦げ目つけ香ばしさを出すのが減塩のコツ! 仕上げに削りガツオを加えてうま味をプラス。

### 作り方

1 厚揚げは長辺を半分に切ってから1cm厚さに切る。
2 まいたけは食べやすい大きさにほぐす。
3 フライパンにサラダ油を中火で熱し、1を入れて焼く。表面にしっかり焦げ目がついたら2を加えていため合わせる。
4 フライパンの縁に沿ってしょうゆをまわし入れ、火を消す。
5 器に盛り、削りガツオをふる。

# 厚揚げと青菜のクリーム煮

| | エネルギー | 食塩相当量 | たんぱく質 |
|---|---|---|---|
| 1人分 | 220kcal | 0.5g | 10.8g |

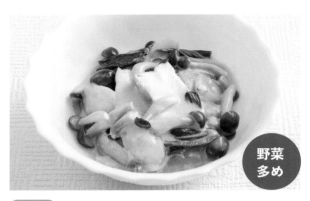

野菜
多め

**材料／1人分**

厚揚げ‥‥‥‥‥‥‥‥‥‥‥‥‥‥ 80g
青梗菜 ‥‥‥‥‥‥‥‥‥‥‥‥‥‥ 60g
しめじ類‥‥‥‥‥‥‥‥‥‥‥‥‥ 30g
サラダ油‥‥‥‥‥‥‥‥‥‥‥‥ 小さじ½
Ⓐ ┌ 牛乳・水‥‥‥‥各¼カップ (50mL)
　 └ 顆粒ブイヨン‥‥‥‥‥‥ 小さじ⅓ (1g)
バター (食塩不使用)‥‥‥‥ 小さじ1 (4g)
┌ かたくり粉‥‥‥‥‥‥‥‥‥ 小さじ1
└ 水‥‥‥‥‥‥‥‥‥‥‥‥‥ 小さじ2
こしょう‥‥‥‥‥‥‥‥‥‥‥‥ 少量

**✎ MEMO**

バターのこくを全体にからめて満足
度アップ！

### 作り方

1 厚揚げは長辺を半分に切ってから1cm厚さに切る。
　青梗菜は3cm長さに切り、しめじは根元を切り除いて
　小房に分ける。
2 なべにサラダ油を中火で熱し、厚揚げを入れて焼く。表
　面に焦げ目がついたらとり出す。
3 なべの油をふきとり、2 を戻し入れ、しめじとⒶを
　加え、10分ほど煮る。
4 青梗菜を加え、火が通ったらバターを加え混ぜる。
　かたくり粉を水でといて加え、とろみをつける。
5 器に盛り、こしょうをふる。

# 高野豆腐の煮物

| | エネルギー | 食塩相当量 | たんぱく質 |
|---|---|---|---|
| 1人分 | 156kcal | 0.9g | 13.0g |

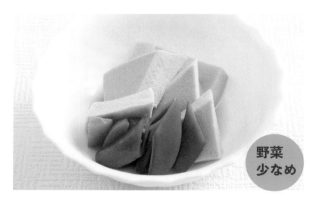

野菜
少なめ

**材料／1人分**

高野豆腐‥‥‥‥‥‥‥ 1 ½枚 (乾 24 g)
　┌ 顆粒カツオだし (食塩不使用)
　│ ‥‥‥‥‥‥‥‥‥‥‥‥ 小さじ⅔ (2g)
　│ 砂糖‥‥‥‥‥‥‥‥‥‥‥ 小さじ1
Ⓐ│ みりん‥‥‥‥‥‥‥‥‥‥ 小さじ½
　│ しょうゆ‥‥‥‥‥‥‥‥‥ 小さじ⅔
　└ 水‥‥‥‥‥‥‥‥ 1 ½カップ(300mL)
ゆでスナップえんどう (斜めに切る)・
ゆでにんじん (乱切り)‥‥‥‥‥ 各15g

**✎ MEMO**

高野豆腐は乾物のまま多めの煮汁で
煮るから簡単です。

### 作り方

1 高野豆腐は食べやすい大きさに切る (水に戻さない)。
2 なべにⒶを入れて煮立て、1 を入れて弱火で15分
　ほど煮る。
3 ゆでたスナップえんどうとにんじんを加えて温め、
　器に盛る。

# いり豆腐

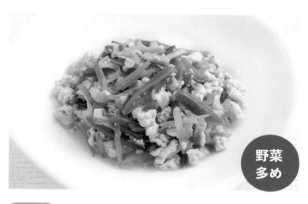

野菜
多め

| | エネルギー | 食塩相当量 | たんぱく質 |
|---|---|---|---|
| 1人分 | **145**kcal | **0.7**g | **7.4**g |

**材料／1人分** ℹ️

| | |
|---|---|
| もめん豆腐 | 100g |
| ねぎ・にんじん | 各20g |
| さやいんげん | 10g |
| 生しいたけ | 5g |
| サラダ油 | 小さじ1 |
| Ⓐ 砂糖 | 大さじ½ |
| しょうゆ | 小さじ½ |
| 塩 | ミニスプーン⅓ (0.3g) |

**✏️MEMO**

いり豆腐は「けんちん蒸し」など、ほかの料理にアレンジできるので便利です。

**作り方**

1 豆腐は手で大きめにほぐす。
2 ねぎは斜め薄切り、にんじんはせん切り、さやいんげんは斜め薄切り、しいたけは石づきを切り除いてせん切りにする。
3 フライパンにサラダ油を中火で熱し、**2** をいためる。
4 **1** をくずしながら加えていため合わせ、**Ⓐ** を加えて味をからめる。

---

# いり豆腐で作るけんちん蒸し

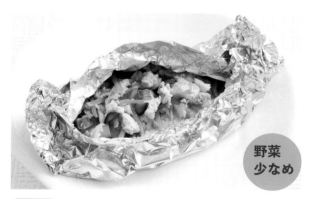

野菜
少なめ

| | エネルギー | 食塩相当量 | たんぱく質 |
|---|---|---|---|
| 1人分 | **128**kcal | **0.6**g | **11.9**g |

**材料／1人分** ℹ️

| | |
|---|---|
| 生ザケ | 50g |
| 塩 | ミニスプーン⅓ (0.3g) |
| 酒 | 小さじ1 |
| サラダ油 | 小さじ½ |
| いり豆腐  レシピ 63ジ → | ⅓人分 |

**✏️MEMO**

耐熱皿にサケを並べていり豆腐をのせ、ふんわりとラップをかけて電子レンジ (600W) で 4〜5分加熱しても OK!

**作り方**

1 サケは 3 等分にそぎ切りにし、塩と酒をふって 5 分おき、水けをふきとる。
2 アルミ箔を広げてサラダ油を塗り、**1**、いり豆腐の順にのせて包む。
3 フライパンに 3 〜 4 cm高さに水を入れ、**2** を入れる。ふたをして火にかけ、サケに火が通るまで中火で 7 分ほど蒸し焼きにする。

# がんもどきの煮物

| | エネルギー | 食塩相当量 | たんぱく質 |
|---|---|---|---|
| 1人分 | 220kcal | 1.4g | 16.5g |

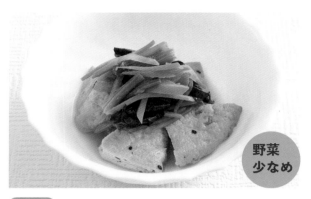

野菜
少なめ

 材料／1人分

がんもどき……………………………100g
ゆで小松菜（3cm長さに切る）…………20g
ゆでにんじん（せん切り）……………10g
- 顆粒カツオだし（食塩不使用）
  A ……………………………小さじ2/3 (2g)
  しょうゆ・砂糖………………各小さじ1
  酒………………………………大さじ1/2
  水……………………………1/2カプ(100mL)

・好みで練りがらしを添えても。

### MEMO

野菜はストック野菜（25ジー）を作って手軽に。さやいんげんやほうれん草などでも。

## 作り方

1 がんもどきに熱湯をかけて油抜きし、食べやすい大きさに切る。
2 なべに**A**を煮立て、**1**を入れて10分煮る。
3 小松菜とにんじんを加えて温め、器に盛る。

---

# 豆腐のきのこあんかけ

| | エネルギー | 食塩相当量 | たんぱく質 |
|---|---|---|---|
| 1人分 | 105kcal | 0.6g | 7.9g |

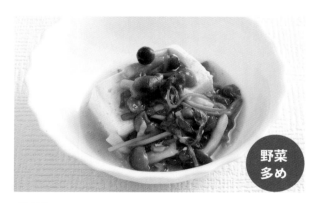

野菜
多め

 材料／1人分

もめん豆腐……………………………100g
なめこ・しめじ類………………各30g
三つ葉……………………………………5g
- 顆粒カツオだし（食塩不使用）
  A ……………………………小さじ1/3 (1g)
  塩……………………ミニスプーン1/3 (0.3g)
  みりん………………………………小さじ1
  しょうゆ……………………………小さじ1/3
  水……………………………1/4カプ(50mL)
- かたくり粉……………………………小さじ1/2
  水………………………………………小さじ1

### MEMO

なめこのぬめりを生かしたあんかけ。淡泊な味の豆腐を、食べごたえのあるおかずに。

## 作り方

1 なべに**A**を煮立て、豆腐を静かに入れる。なめことしめじを加え、豆腐が温まるまで弱火で煮る。
2 三つ葉を加え、かたくり粉を水でといて加え、とろみをつける。
3 器に豆腐を盛り、きのこ入りのあんをかける。

# 卵のおかず

良質なたんぱく質を含むだけでなく、ビタミンC以外のビタミンとミネラル類をすべて含んでいます。

## 卵のたんぱく質とエネルギー
1個、1/2個など、使う量ごとのたんぱく質量を確認しましょう。

|  |  |  | 1個 (55g) | 1/2個 (28g) | 1/3個 (18g) |
|---|---|---|---|---|---|
| 卵 (全卵) |  | たんぱく質 | 6.2g | 3.2g | 2.0g |
|  |  | エネルギー | 78kcal | 40kcal | 26kcal |

卵1個は殻つきで65g

| 卵黄1個分 (18g) | たんぱく質 | 2.5g |
|---|---|---|
|  | エネルギー | 60kcal |

| 卵白1個分 (37g) | たんぱく質 | 3.5g |
|---|---|---|
|  | エネルギー | 16kcal |

### 卵の大きさの基準
（重量は殻つきのもの）

| 種類 | 基準 |
|---|---|
| L | 64〜70g |
| M | 58〜64g |
| MS | 52〜58g |

---

# トマト入りスクランブルエッグ

| 1人分 | エネルギー | 食塩相当量 | たんぱく質 |
|---|---|---|---|
|  | 110kcal | 0.7g | 6.6g |

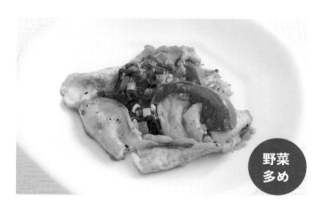

野菜多め

### 材料／1人分

| 卵 | 1個 |
|---|---|
| トマト | 50g |
| 小ねぎ | 10g |
| サラダ油 | 小さじ½ |
| 塩 | ミニスプーン½ (0.5g) |
| 黒こしょう | 少量 |

### MEMO
トマトはミニトマトに代えてもOK。トマトは加熱することで酸味がやわらぎ、甘味が増します。

### 作り方

1. トマトはくし形に切り、小ねぎは小口切りにする。
2. フライパンにサラダ油を中火で熱し、トマトの両面を焼く。表面に焼き色がついたら、割りほぐした卵を静かに流し入れる。
3. 大きめのスプーンで底から返すようにひと混ぜし、火を消す。余熱で火を通す。
4. 器に盛り、塩と黒こしょうをふり、小ねぎを散らす。

# 巣ごもり卵

| | エネルギー | 食塩相当量 | たんぱく質 |
|---|---|---|---|
| 1人分 | **95**kcal | **0.5**g | **7.6**g |

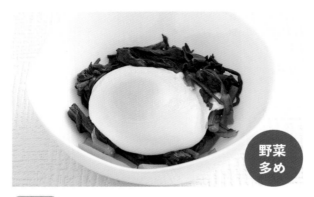

野菜
多め

### 材料/1人分

卵‥‥‥‥‥‥‥‥‥‥‥‥‥‥‥‥‥‥1個
ゆで春菊‥‥‥‥‥‥‥‥‥‥‥‥‥‥60g
めんつゆ(2倍濃縮)‥‥‥‥‥‥ 小さじ1/2

### ✎MEMO

めんつゆの代わりに、塩ミニスプーン1/3
(0.3g)とこしょう少量、またはしょうゆ
小さじ1/2をかけてもよい。

### 作り方

1 器に春菊を広げ、真ん中をくぼませておく。
2 ボールに卵を割り入れる。
3 なべに湯2 1/2を沸かし、酢小さじ1(分量外)を加え、
　2を静かに入れる。
4 卵の周りが白くなったら穴じゃくしなどですくい、
　1にのせ、めんつゆをかける。

# 目玉焼き 野菜添え

| | エネルギー | 食塩相当量 | たんぱく質 |
|---|---|---|---|
| 1人分 | **106**kcal | **0.5**g | **6.5**g |

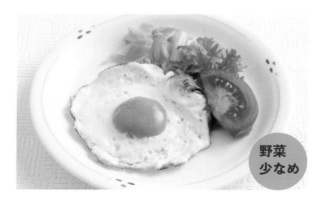

野菜
少なめ

### 材料/1人分

卵‥‥‥‥‥‥‥‥‥‥‥‥‥‥‥‥‥‥1個
サラダ油‥‥‥‥‥‥‥‥‥‥‥‥ 小さじ1/2
塩‥‥‥‥‥‥‥‥‥‥‥‥ミニスプーン1/3 (0.3g)
こしょう‥‥‥‥‥‥‥‥‥‥‥‥‥‥少量

**つけ合わせ**
トマト(くし形切り)‥‥‥‥‥‥‥20g
ゆでキャベツ‥‥‥‥‥‥‥‥‥‥20g
リーフレタス‥‥‥‥‥‥‥‥‥‥‥3g

### ✎MEMO

卵黄の焼き加減はお好みで!
塩こしょうの代わりに、めんつゆ小さじ1/2
またはしょうゆ小さじ1/2をかけてもよい。

### 作り方

1 ボールに卵を割り入れる。フライパンにサラダ油を中
　火で熱し、卵を静かに入れる。
2 卵白が白くなり始めたら、いったんフライパンを火か
　ら下ろしてフライパンの底に濡れぶきんをあて、あら熱
　をとる。
3 再び中火にかけ、卵白に火が通るまで焼く。
4 器に盛り、塩とこしょうをふり、トマトとキャベツ、
　レタスを添える。

# 煮卵 野菜添え

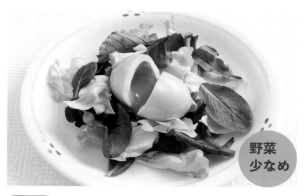

| | エネルギー | 食塩相当量 | たんぱく質 |
|---|---|---|---|
| 1人分 | 93kcal | 1.4g | 7.0g |

**材料／1人分** ⓘ

卵‥‥‥‥‥‥‥‥‥‥‥‥‥‥‥‥‥‥‥1個
めんつゆ（2倍濃縮）・水‥‥‥‥各大さじ1

つけ合わせ
　レタス‥‥‥‥‥‥‥‥‥‥‥‥‥‥‥15g
　ベビーリーフ‥‥‥‥‥‥‥‥‥‥‥5g

**✎MEMO**

煮卵は2〜3回分まとめて作っておいても。めんつゆにつけた状態で冷蔵庫で4〜5日保存可能です。

| | | エネルギー | 食塩相当量 | たんぱく質 |
|---|---|---|---|---|
| 煮卵 | 1個 | 91kcal | 1.4g | 6.8g |

**野菜少なめ**

**作り方**

1 沸騰した湯に卵を静かに入れ、弱火で7分加熱して火を消す。すぐに水につけてさまし、殻をむく。
2 ポリ袋にめんつゆと水、1を入れ、3時間以上つける。
3 器にレタスとベビーリーフを盛り、2を半分に切ってのせる。

# 親子焼き

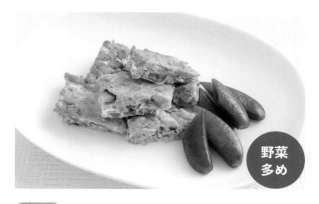

| | エネルギー | 食塩相当量 | たんぱく質 |
|---|---|---|---|
| 1人分 | 183kcal | 1.1g | 11.6g |

**材料／1人分** ⓘ

卵‥‥‥‥‥‥‥‥‥‥‥‥‥‥‥‥‥‥‥1個
鶏ひき肉‥‥‥‥‥‥‥‥‥‥‥‥‥‥30g
玉ねぎ‥‥‥‥‥‥‥‥‥‥‥‥‥‥‥20g
にんじん・生しいたけ‥‥‥‥‥各10g
サラダ油‥‥‥‥‥‥‥‥‥‥‥‥小さじ½
しょうゆ・砂糖‥‥‥‥‥‥‥‥各小さじ1

つけ合わせ
　ゆでスナップえんどう（斜めに切る）
　‥‥‥‥‥‥‥‥‥‥‥‥‥‥‥‥‥15g
　※ストック野菜（25ジ）があると便利。

**野菜多め**

**作り方**

1 卵は割りほぐす。
2 玉ねぎ、にんじん、しいたけはあらみじん切りにする。
3 フライパンにサラダ油を中火で熱し、ひき肉と2をいため、しょうゆと砂糖を加える。弱火にし、1を加えて手早く混ぜ、均等な厚さに広げる。火が通って焼き色がついたら裏返し、同様に焼き色をつける。
4 3を食べやすい大きさに切って器に盛り、スナップえんどうを添える。

# スペイン風オムレツ

| | エネルギー | 食塩相当量 | たんぱく質 |
|---|---|---|---|
| 1人分 | 143kcal | 1.1g | 7.2g |

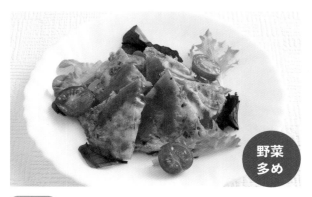

野菜多め

**材料／1人分** 📱

| | |
|---|---|
| 卵 (割りほぐす) | 1個 |
| じゃが芋 | 20g |
| ピーマン・赤ピーマン | 各10g |
| 玉ねぎ | 10g |
| サラダ油 | 小さじ½ |
| 塩 | ミニスプーン⅓ (0.3g) |
| こしょう | 少量 |
| Ⓐ トマトケチャップ・水 | 各大さじ1 |
| こしょう | 少量 |

| つけ合わせ | |
|---|---|
| ミニトマト | 15g |
| ベビーリーフ | 5g |

**作り方**

1 じゃが芋は5mm角に切って水にさらす。ピーマンと赤ピーマン、玉ねぎはあらみじんに切る。
2 フライパンにサラダ油を中火で熱し、**1**をいため、塩とこしょうをふってとり出す。
3 卵に**2**を加えて混ぜる。
4 **2**のフライパンを再び火にかけ、**3**を流し入れて弱火で焼き、卵が膨らんだら裏返して焼く。
5 食べやすく切ってミニトマトとベビーリーフとともに器に盛り、食べる直前に**Ⓐ**をかける。

# 高野豆腐と青菜の卵とじ

| | エネルギー | 食塩相当量 | たんぱく質 |
|---|---|---|---|
| 1人分 | 168kcal | 1.2g | 13.2g |

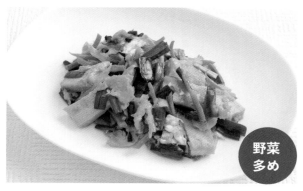

野菜多め

**材料／1人分** 📱

| | |
|---|---|
| 卵 (割りほぐす) | 1個 |
| 高野豆腐の煮物 (スナップえんどうとにんじんは除く) 📖 レシピ 62ページ | ½人分 |
| にら | 30g |
| にんじん | 20g |
| Ⓐ しょうゆ・みりん | 各小さじ½ |
| 水 | ¼カップ |

✏️ **MEMO**

作りおきの煮物を卵とじにアレンジ。ごはんにのせて丼ものにしても。

**作り方**

1 高野豆腐の煮物は一口大に切る。
2 にらは3cm長さに切り、にんじんはせん切りにする。
3 フライパンに**Ⓐ**と**1**を入れて火にかけ、ひと煮立ちさせる。**2**を加えて汁けが少なくなるまで煮る。
4 卵を火の通りにくい中心から外側に向かってまわし入れ、火を消す (卵に火を通しすぎないように注意する)。

# Part

# 3

# 副菜レシピ

あえ物、煮浸し、サラダ、いため物・焼き物、
煮物、減塩の漬け物、芋料理、汁物と、調理方法ごとに紹介。
1人分の野菜の分量が一目でわかります。献立作りの参考に。

## 副菜レシピの見方

**野菜**
**60g**

### 小松菜の
### からしあえ

1人分

| エネルギー | 食塩相当量 | たんぱく質 |
|---|---|---|
| 14kcal | 0.5g | 1.0g |

**材料/1人分** 👤

小松菜·················60g

**あえ衣**

しょうゆ················小さじ½
砂糖···················小さじ¼
練りがらし······ミニスプーン½ (0.5g)

**作り方**

1 小松菜は熱湯でゆでて水に
とり、ざるにあげる。水け
を絞って3cm長さに切る。

📟 レンジで加熱する場合
水にぬらし、ラップに包み電子
レンジ(600W)で1分加熱する。

2 ボールにあえ衣の材料を入
れて混ぜ合わせ、1を加え
てあえる。

### 写真

1人分です。盛りつけの参考に。

### 野菜重量

1人分の野菜（海藻、きのこは含まない）
の重量を示しました。乾物の場合は、戻す
前の重量を入れています。

### 栄養価

1人分あたりの値です。表示以外の栄養
成分値は112〜115ページをごらんください。

### 材料の 👤

1人分の分量のときは 👤 、2人分の分量
のときは 👥 を示します。

### レンジ加熱の目安時間

野菜の下ごしらえで、電子レンジ加熱
も可能な場合には、加熱時間を記載し
ました。

# *Vegetable* 野菜料理1品分の目安をつけましょう

## 小鉢1皿分の野菜は60gを基本にします

野菜は1日350g以上を目標に、1食に100〜120gを目安に摂取しましょう。本書で紹介する副菜は小鉢1皿分、野菜60gを基本に作ってあります。緑黄色野菜と淡色野菜をバランスよく、味つけの違いや調理法の違いなど変化をつけて、小鉢2皿選ぶようにすると、献立のバリエーションが広がります。

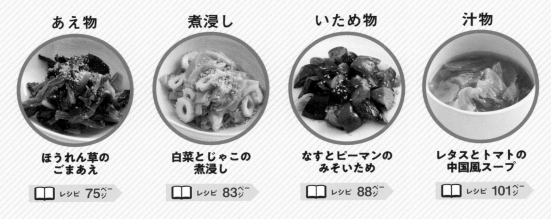

| あえ物 | 煮浸し | いため物 | 汁物 |
|---|---|---|---|
| ほうれん草の<br>ごまあえ | 白菜とじゃこの<br>煮浸し | なすとピーマンの<br>みそいため | レタスとトマトの<br>中国風スープ |
| 📖 レシピ 75ページ | 📖 レシピ 83ページ | 📖 レシピ 88ページ | 📖 レシピ 101ページ |

### 1日に緑黄色野菜※を使った副菜を <u>2品以上</u> 選びましょう！

※野菜にはビタミンC、βカロテン、ビタミンEなどの抗酸化物質が多く含まれています。βカロテンの含有量が多い野菜が緑黄色野菜に分類されています。

## 野菜は加熱すると見た目のかさが変わります

野菜はゆでる、煮る、焼くなど、調理によってかさが変わります。キャベツやほうれん草などの葉物野菜は加熱するとかさが減り、ブロッコリーやさやいんげんなどは加熱してもかさはあまり変わりません。生野菜と加熱した場合の変化も考えて、料理を選びましょう。

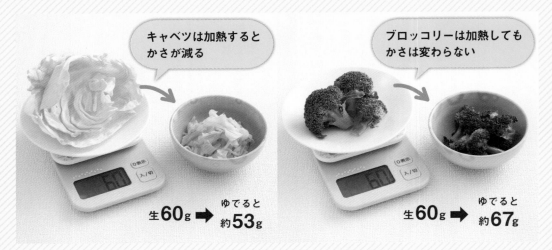

キャベツは加熱すると
かさが減る

ブロッコリーは加熱しても
かさは変わらない

生60g ➡ ゆでると 約53g

生60g ➡ ゆでると 約67g

# カリウム量はゆでた後の値で考えましょう

野菜からとるカリウムの摂取量は、生の状態ではなく、できるだけ調理後の値で考えます。カリウムは水溶性のため、ゆでたり、水にさらしたりすると流れ出て減少します。カリウム制限がある場合はとくに、ゆでた後の値を参考にして、野菜の量を減らしすぎないようにしましょう。

## 調理前後のカリウム量の比較（生野菜60gをゆでた場合）

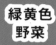
緑黄色野菜

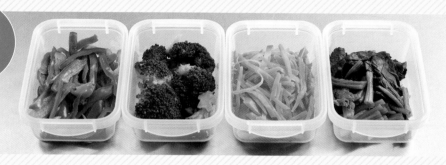

| カリウム量の変化 | | ピーマン | ブロッコリー | にんじん | ほうれん草 | |
|---|---|---|---|---|---|---|
| | 生 | 114mg | 276mg | 162mg | 414mg | |
| | ゆでると | 成分表に記載なし | 140mg | 125mg | 206mg | |

淡色野菜

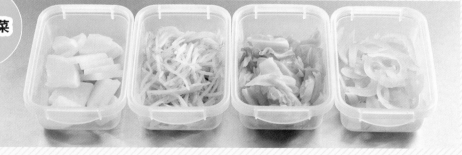

| カリウム量の変化 | | 大根 | もやし | キャベツ | 玉ねぎ | |
|---|---|---|---|---|---|---|
| | 生 | 138mg | 39mg | 120mg | 90mg | |
| | ゆでると | 108mg | 6mg | 49mg | 59mg | |

# あえ物 ［おかかあえ］ 削りガツオが味の決め手！

| あえ衣 | 基本の作り方 | あえ衣1人分 |
|---|---|---|

**あえ衣**

しょうゆ………小さじ ½
削りガツオ……⅓袋 (1.3g)

**基本の作り方**

準備した野菜 60g にしょうゆ、削りガツオの順にあえる。

**あえ衣1人分**

| エネルギー | 食塩相当量 | たんぱく質 |
|---|---|---|
| 7kcal | 0.5g | 1.0g |

 おすすめの野菜　小松菜、ほうれん草、春菊、ブロッコリー、さやいんげん、グリーンアスパラガス

---

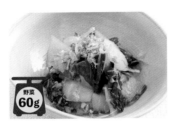

野菜 60g

## 青梗菜の おかかあえ

1人分

| エネルギー | 食塩相当量 | たんぱく質 |
|---|---|---|
| 11kcal | 0.5g | 1.4g |

**材料／1人分**

青梗菜………………………60g

**あえ衣**

しょうゆ………………小さじ ½
削りガツオ………⅓袋 (1.3g)

**作り方**

1 青梗菜は熱湯でゆでて水にとり、ざるにあげる。水けを絞り、3cm長さに切る。

📱 **レンジで加熱する場合**
> 水にぬらし、ラップに包み電子レンジ (600W) で1分加熱する。

2 1にしょうゆ、削りガツオの順に加えてあえる。

---

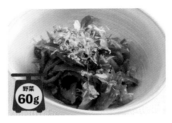

野菜 60g

## ピーマンの おかかあえ

1人分

| エネルギー | 食塩相当量 | たんぱく質 |
|---|---|---|
| 19kcal | 0.5g | 1.4g |

**材料／1人分**

ピーマン……………………60g

**あえ衣**

しょうゆ………………小さじ ½
削りガツオ………⅓袋 (1.3g)

**作り方**

1 ピーマンは種を除き、縦にせん切りにする。
2 フライパンに1を入れ、ふたをして中火にかけ、3～4分蒸し焼きにする。
3 2にしょうゆ、削りガツオの順に加えてあえる。

---

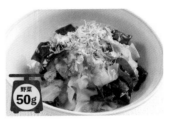

野菜 50g

## キャベツとわかめの おかかあえ

1人分

| エネルギー | 食塩相当量 | たんぱく質 |
|---|---|---|
| 16kcal | 0.5g | 1.3g |

**材料／1人分**

キャベツ……………………50g
わかめ (塩蔵)………………10g

**あえ衣**

しょうゆ………………小さじ ½
削りガツオ………⅓袋 (1.3g)

**作り方**

1 キャベツは一口大に切る。熱湯でゆでてざるにあげ、さめたら水けを絞る。
2 わかめは洗って水に浸して塩抜きし、熱湯にさっとくぐらせる。水けを絞り、一口大に切る。
3 ボールに1と2を入れ、しょうゆ、削りガツオの順に加えてあえる。

Part 3
**副菜** レシピ あえ物

72

# あえ物［磯辺あえ］ 焼きのりの香りをプラスして

## あえ衣

A
- しょうゆ……… 小さじ½
- 顆粒カツオだし（食塩不使用）…… 小さじ⅓（1g）
- 水………… 小さじ½

焼きのり……… 全型¼枚

### 基本の作り方

1 Ⓐを混ぜる。
2 準備した野菜60gに1を加えてあえて器に盛り、のりを細かくちぎって散らす。

あえ衣1人分

| エネルギー | 食塩相当量 | たんぱく質 |
|---|---|---|
| 9kcal | 0.4g | 0.7g |

 おすすめの野菜　小松菜、春菊、青梗菜

---

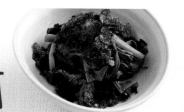

野菜 60g

## ほうれん草の 磯辺あえ

1人分

| エネルギー | 食塩相当量 | たんぱく質 |
|---|---|---|
| 18kcal | 0.4g | 1.6g |

### 材料／1人分

ほうれん草………………………………60g

### あえ衣

A
- しょうゆ……………… 小さじ½
- 顆粒カツオだし（食塩不使用）………… 小さじ⅓（1g）
- 水………………… 小さじ½

焼きのり………………… 全型¼枚

### 作り方

1 ほうれん草は熱湯でゆでて水にとり、ざるにあげる。水けを絞って3cm長さに切る。

📱 レンジで加熱する場合

> 水にぬらし、ラップに包み電子レンジ（600W）で1分加熱する。

2 1をⒶであえて器に盛り、のりを細かくちぎって散らす。

---

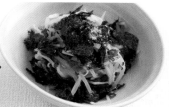

野菜 60g

## もやしとにらの 磯辺あえ

1人分

| エネルギー | 食塩相当量 | たんぱく質 |
|---|---|---|
| 18kcal | 0.4g | 1.4g |

### 材料／1人分

もやし………………………………… 40g
にら…………………………………… 20g

### あえ衣

A
- しょうゆ…………………… 小さじ½
- 顆粒カツオだし（食塩不使用）…………………… 小さじ⅓（1g）
- 水…………………… 小さじ½

焼きのり…………………… 全型¼枚

### 作り方

1 もやしはラップで包んで電子レンジ（600W）で1分加熱する。
2 にらは熱湯でゆでて水にとってざるにあげる。水けを絞って3cm長さに切る。
3 ボールに1と2を入れ、Ⓐを加えてあえて器に盛り、のりを細かくちぎって散らす。

# あえ物 ［からしあえ］ 練りがらしの風味を楽しんで！

| あえ衣 |
| --- |
| しょうゆ…………………小さじ½ |
| 砂糖………………………小さじ¼ |
| 練りがらし…ミニスプーン½ (0.5g) |

**基本の作り方**
ボールにあえ衣の材料を入れ、よく混ぜ合わせる。準備した野菜60gを加えてあえる。

あえ衣1人分

| エネルギー | 食塩相当量 | たんぱく質 |
| --- | --- | --- |
| 7kcal | 0.5g | 0.2g |

🥕 **おすすめの野菜** 白菜、ほうれん草、春菊、青梗菜

---

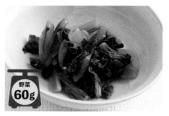

野菜60g

## 小松菜の
## からしあえ

1人分

| エネルギー | 食塩相当量 | たんぱく質 |
| --- | --- | --- |
| 14kcal | 0.5g | 1.0g |

**材料／1人分** ℹ️

小松菜……………………60g

**あえ衣**

しょうゆ…………………小さじ½
砂糖………………………小さじ¼
練りがらし……ミニスプーン½ (0.5g)

**作り方**

1 小松菜は熱湯でゆでて水にとり、ざるにあげる。水けを絞って3cm長さに切る。

   🔲 **レンジで加熱する場合**
   水にぬらし、ラップに包み電子レンジ(600W)で1分加熱する。

2 ボールにあえ衣の材料を入れて混ぜ合わせ、1を加えてあえる。

---

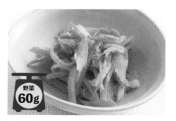

野菜60g

## 白菜とにんじんの
## からしあえ

1人分

| エネルギー | 食塩相当量 | たんぱく質 |
| --- | --- | --- |
| 16kcal | 0.5g | 0.5g |

**材料／1人分** ℹ️

白菜………………………40g
にんじん…………………20g

**あえ衣**

しょうゆ…………………小さじ½
砂糖………………………小さじ¼
練りがらし……ミニスプーン½ (0.5g)

**作り方**

1 白菜は3cm長さの細切りにし、熱湯でゆでてざるにあげ、さめたら水けを絞る。

2 にんじんはせん切りにし、水からゆでてざるにあげ、水けをふきとる。

3 ボールにあえ衣の材料を入れて混ぜ合わせ、1と2を加えてあえる。

---

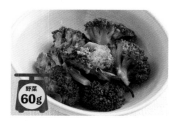

野菜60g

## ブロッコリーの
## からしあえ

1人分

| エネルギー | 食塩相当量 | たんぱく質 |
| --- | --- | --- |
| 27kcal | 0.5g | 2.0g |

**材料／1人分** ℹ️

ブロッコリー……………60g

**あえ衣**

しょうゆ…………………小さじ½
砂糖………………………小さじ¼
練りがらし……ミニスプーン½ (0.5g)

**作り方**

1 ブロッコリーは小房に分け、熱湯でゆでてざるにあげる。

2 ボールにあえ衣の材料を入れて混ぜ合わせ、1を加えてあえる。

# あえ物［ごまあえ］ ごまの風味で減塩でもおいしく！

| あえ衣 | |
|---|---|
| すり白ごま | 小さじ1 |
| しょうゆ | 小さじ½ |
| 砂糖 | 小さじ⅓ |
| 水 | 小さじ¼ |

**基本の作り方**

ボールにあえ衣の材料を入れ、よく混ぜ合わせ、準備した野菜60gを加えてあえる。

あえ衣1人分

| エネルギー | 食塩相当量 | たんぱく質 |
|---|---|---|
| 18kcal | 0.4g | 0.6g |

 おすすめの野菜 春菊、オクラ、にんじん、グリーンアスパラガス、なす

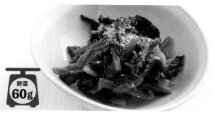

## ほうれん草のごまあえ

1人分

| エネルギー | 食塩相当量 | たんぱく質 |
|---|---|---|
| 28kcal | 0.4g | 1.5g |

**材料／1人分**

| | |
|---|---|
| ほうれん草 | 60g |

| あえ衣 | |
|---|---|
| すり白ごま | 小さじ1 |
| しょうゆ | 小さじ½ |
| 砂糖 | 小さじ⅓ |
| 水 | 小さじ¼ |

**作り方**

1 ほうれん草は熱湯でゆでて水にとり、ざるにあげる。水けを絞って3cm長さに切る。
2 ボールにあえ衣の材料を入れてよく混ぜ合わせ、1を加えてあえる。

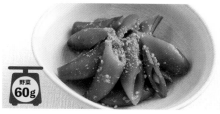

## スナップえんどうのごまあえ

1人分

| エネルギー | 食塩相当量 | たんぱく質 |
|---|---|---|
| 46kcal | 0.4g | 1.5g |

**材料／1人分**

| | |
|---|---|
| スナップえんどう（斜め半分に切る） | 60g |

| あえ衣 | |
|---|---|
| すり白ごま | 小さじ1 |
| しょうゆ | 小さじ½ |
| 砂糖 | 小さじ⅓ |
| 水 | 小さじ¼ |

**作り方**

1 スナップえんどうは筋をとり除いて熱湯でゆでてざるにあげ、斜め半分に切る。

📡 **レンジで加熱する場合**

水にぬらし、ラップに包み電子レンジ（600W）で1分加熱する。

2 ボールにあえ衣の材料を入れてよく混ぜ合わせ、1を加えてあえる。

# あえ物［ごま酢あえ］ 酸味とごまの風味で満足度アップ。

**あえ衣**
すり白ごま・酢…各小さじ1
しょうゆ・砂糖…各小さじ½

**基本の作り方**
ボールにあえ衣の材料を入れ、よく混ぜ合わせ、準備した野菜60gを加えてあえる。

**あえ衣1人分**

| エネルギー | 食塩相当量 | たんぱく質 |
|---|---|---|
| 21kcal | 0.4g | 0.6g |

🥕 おすすめの野菜　グリーンアスパラガス、セロリ、キャベツ、さやいんげん、切り干し大根

---

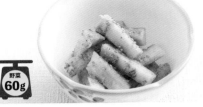

野菜 60g

## たたきごぼうの ごま酢あえ

**1人分**

| エネルギー | 食塩相当量 | たんぱく質 |
|---|---|---|
| 49kcal | 0.4g | 1.1g |

**材料／1人分** ℹ️
ごぼう………………………………60g

**あえ衣**
すり白ごま・酢………………各小さじ1
しょうゆ・砂糖………………各小さじ½

**作り方**

1 ごぼうは皮をたわしでよく洗ってからすりこ木でたたき、3cm長さに切る。
2 ボールにあえ衣の材料を合わせておく。
3 熱湯で1をゆでてざるにあげ、温かいうちに2に加えてあえる。

---

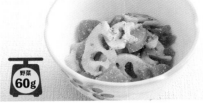

野菜 60g

## れんこんとにんじんの ごま酢あえ

**1人分**

| エネルギー | 食塩相当量 | たんぱく質 |
|---|---|---|
| 47kcal | 0.5g | 1.0g |

**材料／1人分** ℹ️
れんこん・にんじん……………各30g

**あえ衣**
すり白ごま・酢………………各小さじ1
しょうゆ・砂糖………………各小さじ½

**作り方**

1 れんこんとにんじんは5mm厚さのいちょう切りにする。
2 ボールにあえ衣の材料を合わせておく。
3 1を水からゆでてざるにあげ、水けをふきとる。温かいうちに2に加えてあえる。

# あえ物 [白あえ]

豆腐にごまを加えたこくのある味わい。

**あえ衣**

もめん豆腐……………40g

Ⓐ
┌ すり白ごま……小さじ1
│ しょうゆ・砂糖
└ ……………各小さじ½

**基本の作り方**

1 豆腐をキッチンペーパーで包み、軽く水けを絞る。
2 ボールに 1 を入れ、Ⓐを加え混ぜてあえ衣を作る。
3 2 に準備した野菜60gを加えてあえる。

**あえ衣1人分**

| エネルギー | 食塩相当量 | たんぱく質 |
|---|---|---|
| 49kcal | 0.4g | 3.3g |

🥕 おすすめの野菜　ごぼう、グリーンアスパラガス、れんこん、セロリ、キャベツ、さやいんげん、切り干し大根

---

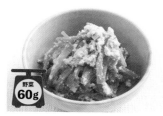

野菜 60g

## にんじんの白あえ

**1人分**

| エネルギー | 食塩相当量 | たんぱく質 |
|---|---|---|
| 64kcal | 0.5g | 3.5g |

**材料/1人分**

にんじん…………………60g

**あえ衣**

もめん豆腐……………40g

Ⓐ
┌ すり白ごま……小さじ1
└ しょうゆ・砂糖…各小さじ½

**作り方**

1 にんじんはせん切りにし、水からゆでてざるにあげ、水けをふきとる。

📟 レンジで加熱する場合
水にぬらし、ラップに包み電子レンジ(600W)で1分加熱する。

2 上記の 基本の作り方 1 2 を参考にあえ衣を作る。
3 1 を 2 であえる。

---

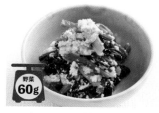

野菜 60g

## ほうれん草の白あえ

**1人分**

| エネルギー | 食塩相当量 | たんぱく質 |
|---|---|---|
| 59kcal | 0.4g | 4.1g |

**材料/1人分**

ほうれん草………………60g

**あえ衣**

もめん豆腐……………40g

Ⓐ
┌ すり白ごま……小さじ1
└ しょうゆ・砂糖…各小さじ½

**作り方**

1 ほうれん草は熱湯でゆでて水にとり、ざるにあげる。水けを絞って3cm長さに切る。
2 上記の 基本の作り方 1 2 を参考にあえ衣を作る。
3 1 を 2 であえる。

---

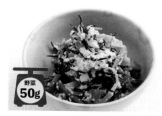

野菜 50g

## ほうれん草とにんじん、ひじきの白あえ

**1人分**

| エネルギー | 食塩相当量 | たんぱく質 |
|---|---|---|
| 62kcal | 0.4g | 4.0g |

**材料/1人分**

ほうれん草………………40g
にんじん…………………10g
ひじき……………………乾2g

**あえ衣**

もめん豆腐……………40g

Ⓐ
┌ すり白ごま………小さじ1
└ しょうゆ・砂糖…各小さじ½

**作り方**

1 ひじきは水に戻して熱湯でゆで、水けをきる。
2 ほうれん草は熱湯でゆでて水にとり、ざるにあげる。水けを絞って3cm長さに切る。
3 にんじんはせん切りにし、水からゆでてざるにあげて水けをふく。
4 上記の 基本の作り方 1 2 を参考にあえ衣を作る。
5 1〜3 を 4 であえる。

# あえ物 ［酢みそあえ］ 塩味、甘味、酸味、辛味のバランスがよい。

| あえ衣 | 基本の作り方 | あえ衣1人分 | | |

**あえ衣**
みそ・砂糖・酢…各小さじ½
練りからし………小さじ¼

**基本の作り方**
ボールにあえ衣の材料を入れてよく混ぜ合わせ、準備した野菜60gを加えてあえる。

**あえ衣1人分**

| エネルギー | 食塩相当量 | たんぱく質 |
|---|---|---|
| 17kcal | 0.5g | 0.4g |

 **おすすめの野菜** ブロッコリー、キャベツ、うど

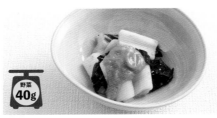

野菜 40g

## ねぎとわかめの 酢みそあえ

1人分

| エネルギー | 食塩相当量 | たんぱく質 |
|---|---|---|
| 31kcal | 0.5g | 0.9g |

**材料／1人分**
ねぎ……………………………40g
わかめ（塩蔵）………………………10g

**あえ衣**
みそ・砂糖・酢………………各小さじ½
練りからし………………………小さじ¼

**作り方**

1 ねぎは2〜3cm長さに切る。耐熱皿に並べ、ラップをかけて電子レンジ（600W）で3分ほど加熱する。
2 わかめは洗って熱湯にくぐらせ、一口大に切る。
3 器に1と2を盛り、あえ衣を添える。食べるときに衣をからめる。

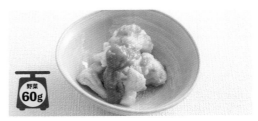

野菜 60g

## カリフラワーの 酢みそあえ

1人分

| エネルギー | 食塩相当量 | たんぱく質 |
|---|---|---|
| 32kcal | 0.5g | 1.5g |

**材料／1人分**
カリフラワー……………………………60g

**あえ衣**
みそ・砂糖・酢………………各小さじ½
練りからし………………………小さじ¼

**作り方**

1 カリフラワーは小房に分け、熱湯で好みのかたさにゆでる。ざるにあげ、水けをふきとる。
2 ボールにあえ衣の材料を合わせ、1をあえる。

# あえ物［ナムル］

ごま油＆ごまの香りを楽しんで。

あえ衣
ねぎのみじん切り……… 大さじ1
塩…………………… ミニスプーン½（0.5g）
ごま油・いり白ごま… 各小さじ½
こしょう………………… 少量

基本の作り方
材料をよく混ぜ、準備した
野菜60g をあえる。

あえ衣1人分

| エネルギー | 食塩相当量 | たんぱく質 |
|---|---|---|
| 28kcal | 0.5g | 0.3g |

 おすすめの野菜　小松菜、にら、ほうれん草、春菊、大根

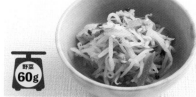

野菜60g

## もやしとにんじんの ナムル

1人分

| エネルギー | 食塩相当量 | たんぱく質 |
|---|---|---|
| 38kcal | 0.5g | 1.0g |

材料／1人分

もやし………………………………50g
にんじん……………………………10g

あえ衣
ねぎのみじん切り……… 大さじ1
塩…………………… ミニスプーン½（0.5g）
ごま油・いり白ごま… 各小さじ½
こしょう………………… 少量

作り方

1 もやしはラップに包み電子レンジ（600W）で1分加熱する。
2 にんじんはせん切りにし、水からゆでてざるにあげ、水けをきる。
3 ボールにあえ衣の材料を合わせ、1と2をあえる。

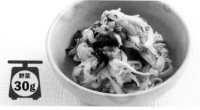

野菜30g

## 切り干し大根と小松菜の ナムル

1人分

| エネルギー | 食塩相当量 | たんぱく質 |
|---|---|---|
| 59kcal | 0.5g | 1.3g |

材料／1人分

切り干し大根………………… 乾10g
小松菜………………………20g

あえ衣
ねぎのみじん切り……… 大さじ1
塩…………………… ミニスプーン½（0.5g）
ごま油・いり白ごま… 各小さじ½
こしょう………………… 少量

作り方

1 切り干し大根は水につけて戻し、熱湯をかけて3〜4cm長さに切る。
2 小松菜は熱湯でゆでて水にとり、ざるにあげて水けを絞り、3cm長さに切る。
3 ボールにあえ衣の材料を合わせ、1と2をあえる。

# あえ物［その他］

酸味や香り、辛味などを生かしたあえ衣。いろいろな野菜で楽しんで。
あえ衣の分量は、いずれも材料50〜70gに適した量です。

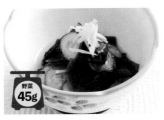

## きゅうりとわかめの酢の物

1人分

| エネルギー | 食塩相当量 | たんぱく質 |
|---|---|---|
| 16kcal | 0.3g | 0.5g |

### 材料／1人分

わかめ（塩蔵）・・・・・・・・・・5g
きゅうり・・・・・・・・・・・・・40g
しょうがのせん切り・・・・・・5g

### あえ衣

酢・・・・・・・・・・・・・・大さじ½
砂糖・・・・・・・・・・・・・小さじ½
しょうゆ・・・・・・・・・・・小さじ⅓

### 作り方

1 わかめは洗って熱湯にくぐらせ、一口大に切る。
2 きゅうりは薄い小口切りにし、あえ衣の酢と砂糖の½量であえて10分ほどおく。
3 2に残りのあえ衣の調味料と1を加えてあえる。器に盛り、しょうがを散らす。

### ✎ MEMO

切り干し大根、玉ねぎ、キャベツなどにも合います。

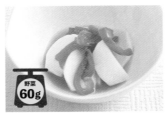

## かぶとパプリカの酢の物

1人分

| エネルギー | 食塩相当量 | たんぱく質 |
|---|---|---|
| 22kcal | 0.3g | 0.4g |

### 材料／1人分

かぶ・・・・・・・・・・・・・・・40g
パプリカ・・・・・・・・・・・・・20g

### あえ衣

酢・・・・・・・・・・・・・・大さじ½
砂糖・・・・・・・・・・・・・小さじ½
昆布茶・・・・・・・・小さじ¼(0.5g)

### 作り方

1 かぶは皮をむいて6等分のくし形に切り、電子レンジ（600W）で2分加熱する。
2 パプリカは繊維に沿って5mm幅に切り、電子レンジ（600W）で30秒加熱する。
3 あえ衣の材料を混ぜ合わせ、1と2を加えてあえる。

### ✎ MEMO

れんこん、にんじんなどにも合います。

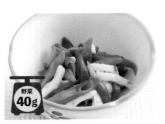

## さやいんげんと山芋の梅あえ

1人分

| エネルギー | 食塩相当量 | たんぱく質 |
|---|---|---|
| 41kcal | 0.2g | 1.0g |

### 材料／1人分

さやいんげん・・・・・・・・・・40g
山芋・・・・・・・・・・・・・・・20g

### あえ衣

Ⓐ ┌ 酢・・・・・・・・・・・・大さじ½
　 ├ 砂糖・・・・・・・・・・小さじ½
　 └ 梅干し(種を除く)・・・・・・・1g

### 作り方

1 さやいんげんは熱湯でゆでて斜めに切る。山芋はせん切りにする。
2 梅干しはあらみじんにし、Ⓐと混ぜ合わせる。
3 1を2であえる。

### ✎ MEMO

かぶ、グリーンアスパラなどにも合います。

あえ衣1人分

| | 酢の物〈しょうゆ〉 | 酢の物〈昆布茶〉 | 梅あえ | 香味あえ | からしマヨネーズあえ |
|---|---|---|---|---|---|
| エネルギー | 9kcal | 9kcal | 8kcal | 28kcal | 61kcal |
| 食塩相当量 | 0.3g | 0.3g | 0.2g | 0.4g | 0.6g |
| たんぱく質 | 0.1g | 0g | 0g | 0.3g | 0.4g |

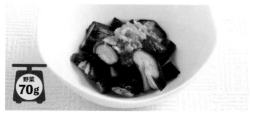

# 蒸しなすの香味あえ

1人分

| エネルギー | 食塩相当量 | たんぱく質 |
|---|---|---|
| 41kcal | 0.4g | 0.8g |

**材料／1人分**

なす······································70g

**あえ衣**

酢···········································小さじ1
砂糖·······································小さじ⅓
しょうゆ·································小さじ½
ねぎのみじん切り·····················5g
しょうがのみじん切り···············5g
ごま油···································小さじ½

**作り方**

1 なすをラップで包んで電子レンジ（600W）で4分加熱し、ラップをはずし、ペーパータオルですぐに水けをふき取る。さめたら一口大に切って器に盛る。
2 あえ衣の材料を混ぜ合わせ、1にかける。

✏️**MEMO**

白菜、青梗菜などにも合います。

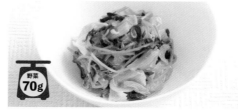

# キャベツと豆苗のからしマヨネーズあえ

1人分

| エネルギー | 食塩相当量 | たんぱく質 |
|---|---|---|
| 73kcal | 0.6g | 1.0g |

**材料／1人分**

キャベツ·································50g
豆苗·······································20g

**あえ衣**

マヨネーズ·····························小さじ2
しょうゆ・練りがらし···············小さじ⅓

**作り方**

1 キャベツは4cm角に切る。
2 なべに湯を沸かして1を入れ、1分後に豆苗を加えて30秒ゆでる。ざるにあげ、水けをきる。

🔲 **レンジで加熱する場合**

水にぬらし、ラップに包み600Wのレンジで1分加熱する。

3 あえ衣の材料を混ぜ合わせ、2をあえる。

✏️**MEMO**

小松菜、大根、白菜、ブロッコリーなどにも合います。

# 煮浸し

煮浸しの火加減は中火が基本。
煮汁にだしは不要です。こくのある加工食品を少量加えて、だし代わりに。

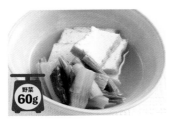

野菜
60g

## 小松菜と厚揚げの煮浸し

1人分

| エネルギー | 食塩相当量 | たんぱく質 |
| --- | --- | --- |
| 55kcal | 0.4g | 4.1g |

材料／1人分

小松菜·····················60g
厚揚げ·····················30g
Ⓐ ┌ しょうゆ·········小さじ½
　 │ みりん···········小さじ⅓
　 └ 水················¼カッ(50mL)

作り方

1 小松菜は3〜4cm長さに切る。厚揚げは長辺を半分に切り、5mm厚さに切る。
2 なべにⒶと厚揚げを入れて中火にかけ、2分ほど煮る。
3 小松菜を加えてしんなりとなったら火を消し、汁ごと器に盛る。

| 厚揚げ 30g | エネルギー | 食塩相当量 | たんぱく質 |
| --- | --- | --- | --- |
| | 43kcal | 0g | 3.1g |

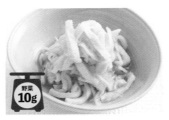

野菜
10g

## 切り干し大根と油揚げの煮浸し

1人分

| エネルギー | 食塩相当量 | たんぱく質 |
| --- | --- | --- |
| 70kcal | 0.5g | 3.2g |

材料／1人分

切り干し大根··········乾10g
油揚げ·····················10g
Ⓐ ┌ しょうゆ·········小さじ½
　 │ みりん···········小さじ⅓
　 └ 水··············½カッ(100mL)

作り方

1 切り干し大根は水に戻し、3〜4cm長さに切る。油揚げは長辺を半分に切り、細切りにする。
2 なべにⒶと1を入れて中火にかけ、7〜8分ほど煮て火を消す。そのままおいて味を含ませ、汁ごと器に盛る。

| 油揚げ 10g | エネルギー | 食塩相当量 | たんぱく質 |
| --- | --- | --- | --- |
| | 38kcal | 0g | 2.3g |

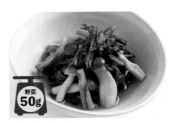

野菜
50g

## 春菊としめじの煮浸し

1人分

| エネルギー | 食塩相当量 | たんぱく質 |
| --- | --- | --- |
| 20kcal | 0.5g | 1.5g |

材料／1人分

春菊·······················50g
しめじ類···················20g
Ⓐ ┌ しょうゆ·········小さじ½
　 │ みりん···········小さじ⅓
　 └ 水················大さじ2

作り方

1 春菊は3〜4cm長さに切り、しめじは小房に分ける。
2 なべにⒶとしめじを入れ中火にかけ、2分くらい煮る。
3 春菊を加えてしんなりとなったら火を消し、汁ごと器に盛る。

MEMO

まいたけ、しいたけなどのきのこ類もうま味があります。

Part 3
副菜 レシピ 煮浸し

## 「だし」の代わりになる食材を使いこなす

　料理の基本である「だし」ですが、それ自体が塩分を含みます。手作りのカツオだしは100mLあたり塩分0.1g、市販の顆粒だしは食塩を加えているため小さじ⅓ = 1gあたり塩分0.4gです。本書では食塩不使用の顆粒だしを利用していますが、「だし代わり」になる食材を少量使えばだしいらずに。

　たとえば、厚揚げや油揚げ、ベーコンなどは油のこくを生かして、ちりめんじゃこやサクラエビ、ちくわなどのうま味や塩味を生かせばおいしく仕上がります。

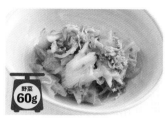

# 白菜とじゃこの煮浸し

1人分

| エネルギー | 食塩相当量 | たんぱく質 |
|---|---|---|
| 23kcal | 0.5g | 3.0g |

### 材料／1人分

白菜………………………60g
ちりめんじゃこ…………5g
削りガツオ……小½袋（1.5g）
Ⓐ ┌ しょうゆ…ミニスプーン1（1.2g）
　 └ 水…………¼カップ（50mL）

### 作り方

1　白菜は葉の部分は食べやすく切り、根元の部分は3～4cm幅のそぎ切りにする。
2　なべにⒶと1、削りガツオを入れて中火にかけ、ふたをして5分ほど蒸し煮にする。
3　ふたをとってちりめんじゃこを加え、ひと煮立ちしたら火を消し、汁ごと器に盛る。

| ちりめんじゃこ5g | エネルギー | 食塩相当量 | たんぱく質 |
|---|---|---|---|
| | 9kcal | 0.3g | 1.7g |

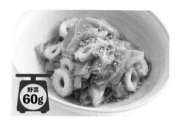

# キャベツとちくわの煮浸し

1人分

| エネルギー | 食塩相当量 | たんぱく質 |
|---|---|---|
| 37kcal | 0.5g | 2.5g |

### 材料／1人分

キャベツ…………………60g
焼きちくわ………………15g
Ⓐ ┌ しょうゆ…ミニスプーン1（1.2g）
　 └ 水…………¼カップ（50mL）
すり白ごま………………小さじ½

### 作り方

1　キャベツは一口大に切る。ちくわは薄い輪切りにする。
2　なべにⒶと1を入れて中火にかけ、ふたをして5分ほど蒸し煮にする。
3　器に盛り、すりごまをふる。

| 焼きちくわ15g | エネルギー | 食塩相当量 | たんぱく質 |
|---|---|---|---|
| | 18kcal | 0.3g | 1.7g |

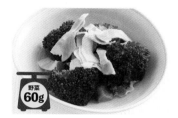

# ブロッコリーとベーコンの煮浸し

1人分

| エネルギー | 食塩相当量 | たんぱく質 |
|---|---|---|
| 45kcal | 0.4g | 3.8g |

### 材料／1人分

ブロッコリー……………60g
ベーコン…………………10g
Ⓐ ┌ 顆粒ブイヨン
　 │　　　ミニスプーン1弱（0.5g）
　 └ 水…………¼カップ（50mL）
こしょう…………………少量

### 作り方

1　ブロッコリーは小房に分ける。ベーコンは1cm幅に切る。
2　なべにⒶと1を入れて中火にかけ、ふたをして5分ほど蒸し煮にする。
3　汁ごと器に盛り、こしょうをふる。

| ベーコン10g | エネルギー | 食塩相当量 | たんぱく質 |
|---|---|---|---|
| | 20kcal | 0.2g | 1.5g |

# サラダ ［塩味ベースのドレッシング］

基本のドレッシングの酸味や塩味を変えるだけでバリエーションが広がります。

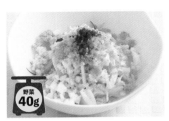

## 白菜とりんごの ミモザサラダ

1人分

| エネルギー | 食塩相当量 | たんぱく質 |
|---|---|---|
| 95kcal | 0.6g | 3.5g |

材料／1人分

白菜‥‥‥‥‥‥‥‥‥‥40g
りんご‥‥‥‥‥‥‥‥‥20g
ゆで卵‥‥‥‥‥‥‥‥½個
パプリカパウダー‥‥‥‥少量

基本のドレッシング（混ぜる）

サラダ油・酢‥‥‥‥各小さじ1
塩‥‥‥‥‥‥ミニスプーン½(0.5g)
こしょう‥‥‥‥‥‥‥‥少量

作り方

1 白菜は繊維に沿って3～4cm
 長さのせん切りにする。り
 んごは薄いいちょう切りに
 する。
2 ゆで卵は白身と黄身に分け、
 それぞれみじん切りにする。
3 食べる直前に1をドレッシン
 グで軽くあえる。
4 器に3を盛り、2を白身、黄
 身の順に彩りよくのせ、パ
 プリカパウダーをふる。

| 基本の ドレッシング 1人分 | エネルギー | 食塩相当量 | たんぱく質 |
|---|---|---|---|
| | 38kcal | 0.5g | 0g |

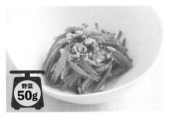

## にんじんの レモンドレッシング

1人分

| エネルギー | 食塩相当量 | たんぱく質 |
|---|---|---|
| 139kcal | 0.5g | 1.7g |

材料／1人分

にんじん‥‥‥‥‥‥‥‥50g
くるみ‥‥‥‥‥‥‥‥‥10g

レモンドレッシング（混ぜる）

サラダ油‥‥‥‥‥‥‥小さじ1
レモン果汁・酢・はちみつ
‥‥‥‥‥‥‥‥‥‥各小さじ½
練りがらし‥‥‥‥‥‥小さじ¼
塩‥‥‥‥‥‥ミニスプーン⅓(0.3g)

作り方

1 にんじんはせん切りにする。
2 にんじんにドレッシングをか
 けてあえ、しばらくおいて
 味をなじませる。
3 器に盛り、砕いたくるみを散
 らす。

✎ MEMO
基本のドレッシングの酢の半
分をレモン果汁にかえ、はち
みつと練りがらしを加えます。

| レモン ドレッシング 1人分 | エネルギー | 食塩相当量 | たんぱく質 |
|---|---|---|---|
| | 53kcal | 0.4g | 0.1g |

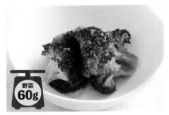

## ブロッコリーの ゆずこしょうドレッシング

1人分

| エネルギー | 食塩相当量 | たんぱく質 |
|---|---|---|
| 57kcal | 0.4g | 1.8g |

材料／1人分

ブロッコリー‥‥‥‥‥‥60g

ゆずこしょうドレッシング（混ぜる）

サラダ油・酢‥‥‥‥各小さじ1
ゆずこしょう‥‥‥‥‥小さじ¼

作り方

1 ブロッコリーは小房に分け、
 熱湯でゆでてざるにあげる。
2 器に盛り、食べる直前にド
 レッシングをかける。

✎ MEMO
基本のドレッシングの塩を
ゆずこしょうに。ピリッと
した辛味とさわやかな香り
がアクセント。

| ゆずこしょう ドレッシング 1人分 | エネルギー | 食塩相当量 | たんぱく質 |
|---|---|---|---|
| | 37kcal | 0.4g | 0g |

# サラダ［しょうゆ味ベースのドレッシング❶］

ドレッシングの配合を変えて、和風味、中国風味にアレンジ。

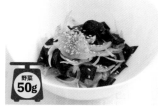

## 玉ねぎとわかめの しょうゆドレッシング

1人分

| エネルギー | 食塩相当量 | たんぱく質 |
|---|---|---|
| 59kcal | 0.5g | 0.7g |

### 材料／1人分

| | |
|---|---|
| 玉ねぎ | 50g |
| わかめ（塩蔵） | 5g |
| いり白ごま | 小さじ⅓ |

### しょうゆドレッシング（混ぜる）

| | |
|---|---|
| サラダ油 | 小さじ1 |
| 酢・しょうゆ | 各小さじ½ |

### 作り方

1 玉ねぎは薄切りにして水にさらし、水けを絞る。
2 わかめは洗って熱湯にくぐらせ、一口大に切り、水けを絞る。
3 1と2を混ぜ合わせて器に盛る。食べる直前にドレッシングをかけ、ごまをふる。

### ✎ MEMO

玉ねぎとわかめは水けをよく絞ることで、味が決まります。

| しょうゆドレッシング 1人分 | エネルギー | 食塩相当量 | たんぱく質 |
|---|---|---|---|
| | 38kcal | 0.4g | 0.2g |

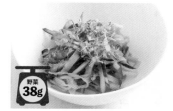

## 切り干し大根の 和風ドレッシング

1人分

| エネルギー | 食塩相当量 | たんぱく質 |
|---|---|---|
| 74kcal | 0.5g | 1.9g |

### 材料／1人分

| | |
|---|---|
| 切り干し大根 | 乾8g |
| きゅうり | 30g |
| 削りガツオ | 小½袋(1.5g) |

### 和風ドレッシング（混ぜる）

| | |
|---|---|
| サラダ油・酢 | 各小さじ1 |
| しょうゆ | 小さじ½ |
| 砂糖 | 小さじ⅓ |

### 作り方

1 切り干し大根は水で戻し、熱湯をかけて食べやすい長さに切って水けを絞る。
2 きゅうりはせん切りにする。
3 1と2を混ぜ合わせ、ドレッシングであえる。器に盛り、削りガツオをふる。

### ✎ MEMO

しょうゆドレッシングの酢を倍量にして酸味をきかせ、砂糖を加えて和風ドレッシングに。

| 和風 ドレッシング 1人分 | エネルギー | 食塩相当量 | たんぱく質 |
|---|---|---|---|
| | 43kcal | 0.4g | 0.2g |

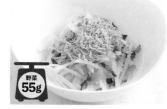

## 大根とじゃこの 中国風ドレッシング

1人分

| エネルギー | 食塩相当量 | たんぱく質 |
|---|---|---|
| 56kcal | 0.6g | 2.0g |

### 材料／1人分

| | |
|---|---|
| 大根 | 50g |
| 大根の葉 | 5g |
| ちりめんじゃこ | 5g |

### 中国風ドレッシング（混ぜる）

| | |
|---|---|
| サラダ油 | 小さじ⅔ |
| ごま油 | 小さじ⅓ |
| 酢 | 小さじ1 |
| しょうゆ | 小さじ⅓ |

### 作り方

1 大根はせん切りにする。大根の葉はあらみじんに切る。
2 ちりめんじゃこは電子レンジ（600W）で50秒〜1分加熱し、カラッと乾燥させる。
3 1を混ぜ合わせて、器に盛る。ドレッシングをかけて2を散らす。

### ✎ MEMO

ごま油を加えて中国風に。

| 中国風 ドレッシング 1人分 | エネルギー | 食塩相当量 | たんぱく質 |
|---|---|---|---|
| | 38kcal | 0.3g | 0.1g |

# サラダ［しょうゆ味ベースのドレッシング❷］

梅干しの酸味、わさびやからしの辛味を加えてパンチのある味わいに。

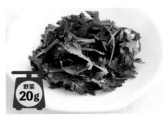

## ひじきと春菊の梅ドレッシング

1人分

| エネルギー | 食塩相当量 | たんぱく質 |
|---|---|---|
| 53kcal | 0.6g | 0.7g |

### 材料／1人分

ひじき……………………乾 3g
春菊の葉…………………20g

### 梅ドレッシング（混ぜる）

サラダ油………………小さじ⅔
ごま油…………………小さじ⅓
酢………………………小さじ1
しょうゆ………………小さじ¼
砂糖……………………小さじ½
梅干し（種を除いてたたく）……1g

### 作り方

1 ひじきは水で戻し、熱湯でゆでて水けをきる。春菊の葉は食べやすく手でちぎる。
2 1を混ぜ合わせて器に盛り、ドレッシングをかける。

### ✏ MEMO

春菊のやわらかい葉は、生のまま食べて香りを楽しみましょう！

| 梅ドレッシング1人分 | エネルギー | 食塩相当量 | たんぱく質 |
|---|---|---|---|
| | 44kcal | 0.4g | 0.1g |

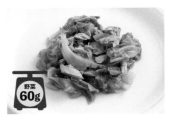

## キャベツとツナのわさびドレッシング

1人分

| エネルギー | 食塩相当量 | たんぱく質 |
|---|---|---|
| 69kcal | 0.5g | 3.3g |

### 材料／1人分

キャベツ……………………60g
ツナ油漬け缶………………20g

### わさびドレッシング（混ぜる）

酢………………………小さじ1
しょうゆ………………小さじ⅓
練りわさび…………ミニスプーン1

### 作り方

1 キャベツは3cm角に切り、熱湯でゆでて水けを絞る。
2 1にツナ缶を汁ごと加えて混ぜ合わせる。
3 器に盛り、ドレッシングをかける。

### ✏ MEMO

ツナ油漬け缶の油があるので、ドレッシングはノンオイルに。

| わさびドレッシング1人分 | エネルギー | 食塩相当量 | たんぱく質 |
|---|---|---|---|
| | 6kcal | 0.4g | 0.1g |

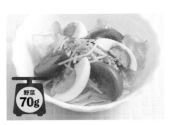

## はるさめともやしのからしドレッシング

1人分

| エネルギー | 食塩相当量 | たんぱく質 |
|---|---|---|
| 116kcal | 0.6g | 3.9g |

### 材料／1人分

もやし……………………30g
キャベツ・トマト………各20g
はるさめ…………………乾5g
ゆで卵……………………½個

### からしドレッシング（混ぜる）

サラダ油………………小さじ⅔
ごま油…………………小さじ⅓
酢………………………小さじ1
しょうゆ・砂糖………各小さじ½
練りがらし……………小さじ⅕

### 作り方

1 もやしは熱湯でゆで、ざるにあげてさます。キャベツは一口大にちぎる。トマトはくし形に切る。
2 はるさめは熱湯で5分ほどゆでてざるにあげ、水にさらしてさまし、水けをきる。
3 器に1と2、卵を彩りよく盛り、ドレッシングをかける。

| からしドレッシング1人分 | エネルギー | 食塩相当量 | たんぱく質 |
|---|---|---|---|
| | 49kcal | 0.5g | 0.3g |

# サラダ［マヨネーズベースのドレッシング］

マヨネーズやヨーグルト、トマトケチャップを使った変わり種のドレッシングです。

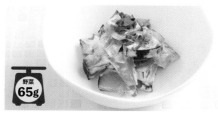

## かぼちゃの ヨーグルトドレッシング

1人分

| エネルギー | 食塩相当量 | たんぱく質 |
|---|---|---|
| 98kcal | 0.4g | 1.4g |

### 材料／1人分

かぼちゃ ························· 60g
小ねぎ（小口切り）·········· 5g

### ヨーグルトドレッシング（混ぜる）

プレーンヨーグルト ············ 大さじ1
マヨネーズ ······················ 大さじ½
塩 ···················· ミニスプーン⅓（0.3g）
こしょう ························· 少量

### 作り方

1 かぼちゃは1cm厚さのいちょう切りにする。
2 1を耐熱皿に入れてラップをふんわりとかけ、電子レンジ（600W）で1分40秒加熱する。温かいうちにドレッシングであえる。
3 器に盛り、小ねぎをふる。

### ✏ MEMO

かぼちゃの代わりにさつま芋にしても合います。

| ヨーグルト ドレッシング 1人分 | エネルギー | 食塩相当量 | たんぱく質 |
|---|---|---|---|
| | 50kcal | 0.4g | 0.7g |

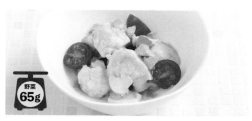

## カリフラワーの オーロラソース

1人分

| エネルギー | 食塩相当量 | たんぱく質 |
|---|---|---|
| 147kcal | 0.6g | 4.6g |

### 材料／1人分

カリフラワー ····················· 50g
ゆで卵 ····························· ½個
ミニトマト ························· 15g

### オーロラソース（混ぜる）

マヨネーズ ······················ 大さじ1
トマトケチャップ ·············· 大さじ½
パプリカパウダー··············· 少量

### 作り方

1 カリフラワーは小房に分ける。熱湯でゆでて、ざるにあげる。ミニトマトは食べやすく切る。
2 ゆで卵は4等分くらいに切る。
3 カリフラワーと2をドレッシングであえる。
4 器に盛り、ミニトマトを添える。

### ✏ MEMO

パプリカパウダーは辛味が少なく、鮮やかな色味が特徴のスパイス。カレー粉にかえて辛味をプラスしても。

| オーロラソース ドレッシング 1人分 | エネルギー | 食塩相当量 | たんぱく質 |
|---|---|---|---|
| | 91kcal | 0.5g | 0.4g |

Part 3
副菜 レシピ サラダ

# いため物・焼き物

油やごまなどのこく、削りガツオのうま味、スパイスの香りを加えると、
うす味でも満足度の高いおかずに仕上がります。

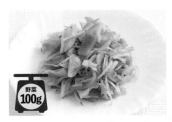

## キャベツともやし、玉ねぎの塩いため

1人分

| エネルギー | 食塩相当量 | たんぱく質 |
|---|---|---|
| 62kcal | 0.5g | 1.3g |

### 材料／1人分

| | |
|---|---|
| キャベツ | 40g |
| もやし | 30g |
| 玉ねぎ | 20g |
| にんじん | 10g |
| サラダ油 | 小さじ1 |
| Ⓐ 塩 | ミニスプーン½ (0.5g) |
| Ⓐ こしょう | 少量 |
| 酢 | 小さじ½ |
| 削りガツオ | 小⅙袋 (0.5g) |

### 作り方

1 キャベツは一口大に切り、玉ねぎは薄切り、にんじんは短冊切りにする。
2 フライパンに油を熱し、強火で1ともやしをいためる。火が通ったらⒶをふる。
3 器に盛って酢をかけ、削りガツオをふる。

### MEMO

削りガツオをふってうま味をプラスします。

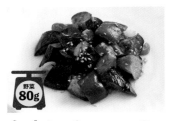

## なすとピーマンのみそいため

1人分

| エネルギー | 食塩相当量 | たんぱく質 |
|---|---|---|
| 105kcal | 0.5g | 1.2g |

### 材料／1人分

| | |
|---|---|
| なす | 60g |
| ピーマン・ねぎ | 各10g |
| Ⓐ 酒 | 小さじ1 |
| Ⓐ みそ | 小さじ⅔ |
| Ⓐ 砂糖 | 小さじ½ |
| サラダ油 | 小さじ2 |
| いり白ごま | 小さじ⅓ |

### 作り方

1 なすは乱切りにし、ピーマンは3cm角に切り、ねぎは小口切りにする。
2 Ⓐを合わせておく。
3 フライパンにサラダ油を中火で熱し、なすをいためる。ピーマン、ねぎを加えていため、2を加えて強火にして味をからめる。
4 器に盛り、いりごまをふる。

### MEMO

Ⓐに好みで七味とうがらしを加えると、味がしまります。

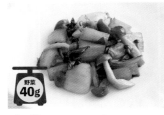

## 青菜としめじのおかかいため

1人分

| エネルギー | 食塩相当量 | たんぱく質 |
|---|---|---|
| 48kcal | 0.5g | 1.1g |

### 材料／1人分

| | |
|---|---|
| 青梗菜 | 40g |
| しめじ類 | 20g |
| しょうゆ | 小さじ½ |
| サラダ油 | 小さじ1 |
| 削りガツオ | 小⅙袋 (0.5g) |

### 作り方

1 青梗菜は3cm幅に切り、しめじは小房に分ける。
2 フライパンにサラダ油を熱し、中火でしめじをいためる。青梗菜を加えてさっといため、フライパンの縁からしょうゆをまわし入れる。
3 削りガツオを加えてひと混ぜし、すぐに火を消す。

### MEMO

しょうゆは少なめにして、削りガツオのうま味を味つけのポイントに。

## 減塩調味料、減塩食品は成分表示を確認して

　しょうゆやみそ、塩などの調味料、つくだ煮や漬け物、めん類、干物、お菓子などの加工品は、「減塩」をうたった商品が数多く販売されています。おいしさにもこだわった商品も多く、減塩をしたい人には便利ですが、使うときにはかならず成分表示と原材料を確認しましょう。減塩するために、ナトリウムを減らしてカリウムを加えているものもあります。高血圧対策には向いていますが、腎機能が低下してカリウム量を考慮する必要がある場合には注意が必要です。

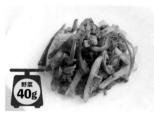

## ピーマンとツナの カレーいため

1人分

| エネルギー | 食塩相当量 | たんぱく質 |
|---|---|---|
| 72kcal | 0g | 3.2g |

### 材料／1人分

| | |
|---|---|
| ピーマン | 40g |
| じゃが芋 | 20g |
| ツナ水煮缶（食塩不使用） | 20g |
| サラダ油 | 小さじ1 |
| カレー粉 | 小さじ⅓ |

### 作り方

1 ピーマンはせん切りにする。
2 じゃが芋は3cm長さの細切りにして水にさらし、水けをよくふきとる。
3 フライパンにサラダ油を熱し、中火で2をいためる。1を加え、ツナを汁けを軽くきって加え、いため合わせる。
4 カレー粉をふって全体にからめ、火を消す。

### MEMO

じゃが芋は水にさらして余分なでん粉を除いてからいためると、シャキシャキとした食感を楽しめます。

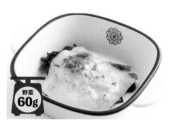

## ほうれん草の チーズ焼き

1人分

| エネルギー | 食塩相当量 | たんぱく質 |
|---|---|---|
| 87kcal | 0.4g | 6.0g |

### 材料／1人分

| | |
|---|---|
| ほうれん草 | 60g |
| とろけるチーズ | 20g |
| パプリカパウダー | 少量 |

### 作り方

1 ほうれん草は熱湯でゆでて水にとり、ざるにあげて水けを絞り、3cm長さに切る。
2 耐熱容器に1を入れ、上にチーズをのせる。
3 オーブントースターでチーズが溶けるまで焼き、パプリカパウダーをふる。

### MEMO

ほうれん草はストック野菜（25ジー）を使うとさらに手軽に作れます。

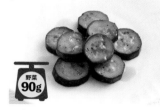

## ズッキーニの 蒸し焼き オイルがけ

1人分

| エネルギー | 食塩相当量 | たんぱく質 |
|---|---|---|
| 69kcal | 0.3g | 0.8g |

### 材料／1人分

| | |
|---|---|
| ズッキーニ | 90g |
| オリーブ油 | 大さじ½ |
| 塩 | ミニスプーン⅓（0.3g） |
| こしょう | 少量 |

### 作り方

1 ズッキーニは1cm厚さの輪切りにする。
2 フッ素樹脂加工のフライパンに1と水小さじ2を入れる。ふたをして中火にかけ、蒸し焼きにする。
3 火が通ったらふたをとり、両面に焼き色をつける。
4 器に盛り、オリーブ油をかける。食べるときに塩とこしょうをふる。

### MEMO

ズッキーニの代わりにかぶ、れんこんなども合います。

# 煮物 ［含め煮］

火加減は中火が基本。うす味の煮汁でやわらかく煮るのがおいしく仕上げるコツです。

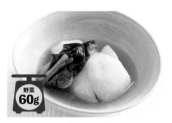

## かぶの含め煮

1人分

| エネルギー | 食塩相当量 | たんぱく質 |
|---|---|---|
| 20kcal | 0.6g | 0.8g |

（材料／1人分）

かぶ………………………50g
かぶの葉……………………10g

**Ⓐ**
　┌ 顆粒カツオだし(食塩不使用)
　│ ………………小さじ⅓(1g)
　│ 塩………ミニスプーン⅓(0.3g)
　│ しょうゆ・みりん…各小さじ⅓
　└ 水……………½カップ(100mL)

（作り方）

1 かぶは皮をむいて縦に４つ
　割りにする。かぶの葉は３
　cm長さに切る。
2 なべにⒶとかぶを入れて
　中火にかけ、ふたをしてやわ
　らかくなるまで３〜４分煮る。
3 かぶの葉を加え、しんなり
　となったら火を消し、汁ごと
　器に盛る。

✏️**MEMO**
かぶは皮をむいて、煮汁を
しっかりしみ込ませます。

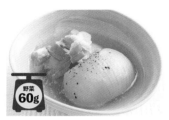

## 玉ねぎの
## コンソメ煮

1人分

| エネルギー | 食塩相当量 | たんぱく質 |
|---|---|---|
| 34kcal | 0.5g | 1.3g |

（材料／1人分）

玉ねぎ………………小½個(60g)
ベーコン……………………5g
顆粒ブイヨン……小さじ⅓(1g)
水………………½カップ(100mL)
黒こしょう……………………少量

（作り方）

1 玉ねぎは根元に切り目を入
　れる。ラップに包み、電子
　レンジ(600W) で４分加熱
　する。
2 ベーコンは1cm幅に切る。
3 なべに1と2、顆粒ブイヨ
　ン、水を入れて中火にかけ、
　ふたをして７〜８分煮る。
　火を消してそのままおいて
　味を含ませる。
4 温め直してから器に盛り、
　黒こしょうをふる。

✏️**MEMO**
玉ねぎは電子レンジで加熱
してやわらかくしてから煮る
と味が入りやすくなります。

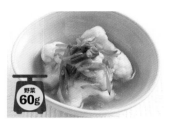

## カリフラワーの
## 吉野煮

1人分

| エネルギー | 食塩相当量 | たんぱく質 |
|---|---|---|
| 29kcal | 0.5g | 1.5g |

（材料／1人分）

カリフラワー………………50g
さやいんげん………………10g

**Ⓐ**
　┌ 顆粒カツオだし(食塩不使用)
　│ ………………小さじ⅓(1g)
　│ 塩………ミニスプーン½(0.5g)
　│ みりん………………小さじ½
　└ 水……………½カップ(100mL)

　┌ かたくり粉…………小さじ½
　└ 水……………………小さじ1

（作り方）

1 カリフラワーは小房に分け
　る。さやいんげんは斜めに
　薄切りにする。
2 なべにⒶとカリフラワーを
　入れて中火にかける。３〜４
　分煮てやわらかくなったら
　さやいんげんを加える。
3 さやいんげんに火が通った
　ら、かたくり粉を水でとい
　て加え、とろみをつける。

✏️**MEMO**
「吉野煮」は、煮汁にとろみ
をつけた煮物のことです。

# 煮物［いため煮］

材料をいためて全体に油がまわってから煮ると、こくのある味わいに。

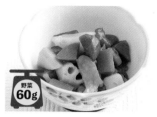

## 筑前煮

1人分

| エネルギー | 食塩相当量 | たんぱく質 |
|---|---|---|
| 141kcal | 0.5g | 6.0g |

材料／1人分

鶏もも肉（皮つき）………30g
れんこん………………30g
にんじん………………20g
ごぼう…………………10g
こんにゃく……………20g
生しいたけ………………5g
サラダ油……………小さじ1
Ⓐ ┌ 砂糖……………小さじ1
　 │ しょうゆ………小さじ½
　 └ 酒…大さじ½　水…小さじ2

作り方

1 鶏肉は一口大に切る。
2 れんこん、にんじん、ごぼうは乱切りにする。こんにゃくはスプーンでちぎってゆでる。しいたけは石づきを切り除き、4等分に切る。
3 なべにサラダ油を入れ、1を皮を下にして並べて中火にかけ、2を加えていためる。Ⓐを加え、ふたをして10分くらい煮る。
4 汁けが少し残るくらいで火を消し、味がしみるまで30分くらいおく。

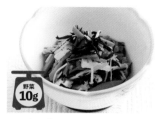

## ひじきの あっさり煮

1人分

| エネルギー | 食塩相当量 | たんぱく質 |
|---|---|---|
| 80kcal | 0.6g | 3.1g |

材料／1人分

ひじき（水に浸してもどす）…乾3g
えのきたけ……………20g
にんじん………………10g
油揚げ…………………10g
ごま油…………………小さじ½
Ⓐ ┌ しょうゆ・みりん
　 │　　　　　　各小さじ½
　 └ 水………………½カップ

作り方

1 えのきたけは長さを半分に切ってほぐし、にんじんはせん切りにする。油揚げは短辺を半分に切り、細切りにする。
2 なべにごま油を熱し、ひじきと1を入れていためる。油がまわったらⒶを加え、汁けが少し残るくらいで火を消し、そのままおいて味をなじませる。

✏ MEMO
油揚げの油のこくと、えのきたけのうま味が味の決め手。

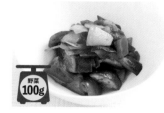

## ラタトゥイユ

1人分

| エネルギー | 食塩相当量 | たんぱく質 |
|---|---|---|
| 64kcal | 0.7g | 2.3g |

材料／1人分

なす……………………40g
玉ねぎ…………………20g
ピーマン………………10g
ベーコン………………10g
サラダ油………………小さじ½
Ⓐ ┌ トマト水煮缶
　 │ （ホール、食塩不使用）…30g
　 └ 顆粒ブイヨン…小さじ⅓（1g）
こしょう…………………少量

作り方

1 なすは乱切りに、玉ねぎとピーマンは2cm角に切る。ベーコンは1cm幅に切る。
2 なべにサラダ油とベーコンを入れて中火にかける。ベーコンの油が出てきたら、1を加えていためる。
3 野菜がしんなりとなったらⒶを加え、ふたをして7〜8分煮る。汁けが少なくなったら火を消し、こしょうをふる。

# 煮物 ［とろみ煮］

煮汁に水どきかたくり粉でとろみをつけると、味が全体にからみます。

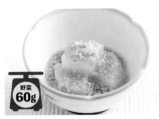
野菜
60g

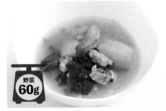
野菜
60g

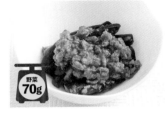
野菜
70g

## 大根の そぼろあん

1人分

| エネルギー | 食塩相当量 | たんぱく質 |
|---|---|---|
| 53kcal | 0.4g | 3.3g |

### 材料／1人分

大根·····················60g
┌ 鶏ひき肉·············20g
└ 酒························大さじ1
　┌ 顆粒鶏がらだし
Ⓐ│　·······ミニスプーン1弱(0.5g)
　└ 水·············¾カップ(150mL)
しょうゆ·········ミニスプーン1
┌ かたくり粉·········小さじ½
└ 水······················小さじ1
しょうがの絞り汁·········5g

### 作り方

1 大根は厚めのいちょう切りにする。
2 なべにひき肉、酒を入れて中火にかける。混ぜながらいため、ひき肉が白くなったらⒶと1加え、ふたをして10分ほど煮る。
3 大根がやわらかくなったらしょうゆを加え、かたくり粉を水でといて加えてとろみをつける。火ををを消し、しょうが汁を加える。

## 青梗菜とアサリの 中国風煮

1人分

| エネルギー | 食塩相当量 | たんぱく質 |
|---|---|---|
| 32kcal | 0.5g | 3.6g |

### 材料／1人分

青梗菜·····················60g
アサリ水煮缶···············20g
顆粒鶏がらだし
　·············ミニスプーン1弱(0.5g)
水·····················¼カップ(50mL)
┌ かたくり粉·········小さじ½
└ 水······················小さじ1

### 作り方

1 青梗菜は4cm幅に切る。
2 なべに水、鶏がらだし、アサリ缶を汁ごと入れて中火にかける。1を加え、しんなりとなるまで煮る。
3 かたくり粉を水でといて加え、とろみがついたら火を消す。

### ✎MEMO

アサリ缶の汁はうま味たっぷり。だしの代わりに利用します。

## 麻婆なす

1人分

| エネルギー | 食塩相当量 | たんぱく質 |
|---|---|---|
| 91kcal | 0.8g | 4.2g |

### 材料／1人分

豚ひき肉·····················20g
なす·····················60g
ごま油·················小さじ½
ねぎ・しょうがのみじん切り
　·····················各5g
　┌ しょうゆ・みそ···各小さじ½
Ⓐ│ 砂糖·················小さじ⅓
　│ 酒···················小さじ½
　└ 水···················大さじ1
┌ かたくり粉·········小さじ½
└ 水······················小さじ1

### 作り方

1 なすは縦に6等分に切る。
2 フライパンにごま油を入れて中火にかけ、ねぎ、しょうが、ひき肉の順に加えていためる。1を加えてしんなりとなるまでいためる。
3 Ⓐを加え、全体に味をからめる。かたくり粉を水でといて加え、とろみをつける。

### ✎MEMO

ねぎとしょうがをいためるときに赤とうがらしを加えて、辛味をプラスしても。

Part 3
副菜 レシピ
煮物

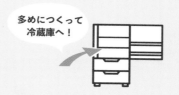

多めにつくって
冷蔵庫へ！

2人分で作る

# 減塩の浅漬け

塩分控えめだから安心。多めに作って、箸休めに。

---

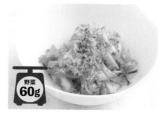

野菜
60g

## キャベツと
## にんじんの浅漬け

1人分

| エネルギー | 食塩相当量 | たんぱく質 |
|---|---|---|
| 17kcal | 0.5g | 0.9g |

材料／2人分

キャベツ‥‥‥‥‥‥‥‥‥100g
にんじん‥‥‥‥‥‥‥‥‥20g
刻みこんぶ‥‥‥‥‥‥‥乾3g
塩‥‥‥‥‥ミニスプーン1弱(0.8g)
水‥‥‥‥‥‥‥‥‥‥大さじ1
削りガツオ‥‥‥‥小⅓袋 (1g)

作り方

1 キャベツは大きめの一口大
に切る。にんじんはせん切
りにする。刻みこんぶは水
につけてもどし、食べやす
い長さに切る。
2 ポリ袋に1と塩、水を入れ
て軽くもみ、30分ほどおく。
しんなりとなったら水けを
絞る。
3 器に盛り、削りガツオをふる。

✎MEMO

塩は少なめにして削りガツオ
の風味を生かします。冷蔵庫
で2～3日間保存可能。

---

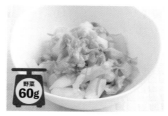

野菜
60g

## 白菜の
## 柚香漬け

1人分

| エネルギー | 食塩相当量 | たんぱく質 |
|---|---|---|
| 9kcal | 0.4g | 0.4g |

材料／2人分

白菜‥‥‥‥‥‥‥‥‥‥120g
塩‥‥‥‥‥‥‥ミニスプーン1(1g)
水‥‥‥‥‥‥‥‥‥‥大さじ1
ゆずの皮‥‥‥‥‥‥‥‥少量
ゆずの搾り汁‥‥‥‥‥小さじ1

作り方

1 白菜は大きめの一口大に
切る。
2 ポリ袋に1と塩、水、ゆず
皮を入れて軽くもみ、30分
ほどおく。しんなりとなっ
たら水けを絞る。
3 器に盛りつけ、食べる直前
にゆずの搾り汁をかける。

✎MEMO

ゆずをレモンやすだちなどの
かんきつ類にかえるとまた
違った味わいに。冷蔵庫で2
～3日間保存可能。

---

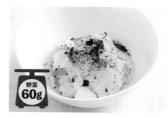

野菜
60g

## かぶの
## ゆかりあえ

1人分

| エネルギー | 食塩相当量 | たんぱく質 |
|---|---|---|
| 11kcal | 0.4g | 0.3g |

材料／2人分

かぶ‥‥‥‥‥‥‥‥‥‥120g
ゆかり（商品名）‥‥‥‥‥‥2g

作り方

1 かぶは皮をむいて縦半分に
し、薄切りにする。
2 食べる直前に1とゆかりで
あえ、器に盛る。

✎MEMO

ゆかりに含まれる塩味を味つ
けに利用します。冷蔵庫で1
～2日間保存可能。

Part
3
副菜 レシピ

減塩の浅漬け

# レンジで簡単ピクルス

電子レンジで加熱後、30分以上つけるとおいしくなります。
ピクルス液の配合を変えていろいろな味わいを楽しみましょう。

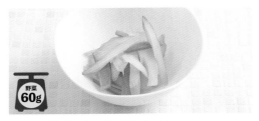

**野菜 60g**

## セロリとにんじんの ピクルス

1人分

| エネルギー | 食塩相当量 | たんぱく質 |
|---|---|---|
| 21kcal | 0.3g | 0.3g |

### 材料／2人分

セロリ・・・・・・・・・・・・・・・・・・・・・・・・・ 80g
にんじん・・・・・・・・・・・・・・・・・・・・・・・・ 40g

### 基本のピクルス液

酢・・・・・・・・・・・・・・・・・・・・・・・・・・・・・・ 大さじ1
砂糖・・・・・・・・・・・・・・・・・・・・・・・・・・・・ 大さじ½
塩・・・・・・・・・・・・・・・ ミニスプーン½ (0.5g)
水・・・・・・・・・・・・・・・・・・・・・・・・・・・・・・ 大さじ1

### 作り方

1 セロリは斜め薄切りにし、にんじんは短冊切りにし、保存容器に入れる。
2 耐熱容器にピクルス液の材料を入れてふんわりとラップをかけ、電子レンジ(600W)で30秒加熱する。
3 熱いピクルス液を **1** に注ぐ。そのままおいて味をなじませる。

| 基本の ピクルス液 1人分 | エネルギー | 食塩相当量 | たんぱく質 |
|---|---|---|---|
| | 11kcal | 0.3g | 0g |

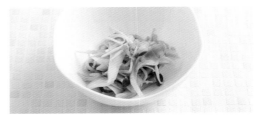

## きのこの ピクルス（塩味）

1人分

| エネルギー | 食塩相当量 | たんぱく質 |
|---|---|---|
| 26kcal | 0.2g | 0.8g |

### 材料／2人分

きのこ
（まいたけ、しめじ類、えのきたけなど好みで）
・・・・・・・・・・・・・・・・・・・・・・・・ 合わせて120g

### ピクルス液（塩味）

酢・・・・・・・・・・・・・・・・・・・・・・・・・・・・・・ 大さじ1
砂糖・・・・・・・・・・・・・・・・・・・・・・・・・・・・ 大さじ½
塩・・・・・・・・・・・・・・・ ミニスプーン½ (0.5g)
水・・・・・・・・・・・・・・・・・・・・・・・・・・・・・・ 大さじ½

### 作り方

1 きのこは手でさいて、耐熱容器に入れる。
2 ピクルス液の材料を **1** に加えてふんわりとラップをかけ、電子レンジ(600W)で3分加熱する。そのままおいて味をなじませる。

 **MEMO**

きのこの種類で味わいが変わります。組み合わせをかえて楽しみましょう。

| ピクルス液 （塩味） 1人分 | エネルギー | 食塩相当量 | たんぱく質 |
|---|---|---|---|
| | 11kcal | 0.3g | 0g |

（電子レンジで）
加熱

30分以上おく

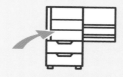

（冷蔵庫に入れて）
**3〜4日**で食べきる

---

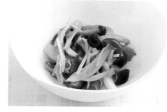

## きのこの和風ピクルス（しょうゆ味）

1人分

| エネルギー | 食塩相当量 | たんぱく質 |
|---|---|---|
| 30kcal | 0.2g | 1.0g |

### 材料／2人分

きのこ
（しめじ類、えのきたけ、まいたけ
など好みで）…… 合わせて120g

### ピクルス液（和風味）

酢………………………… 小さじ1
みりん…………………… 大さじ1
しょうゆ………………… 小さじ½

### 作り方

1 きのこは手でさいて、耐熱
容器に入れる。

2 ピクルス液の材料を1に加え
てふんわりとラップをかけ、
電子レンジ（600W）で3分
加熱する。さめるまでその
ままおいて味をなじませる。

| ピクルス液<br>（和風味）<br>1人分 | エネルギー | 食塩相当量 | たんぱく質 |
|---|---|---|---|
| | 13kcal | 0.2g | 0.1g |

---

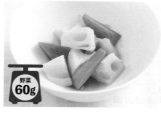

野菜 60g

## 根菜のピクルス

1人分

| エネルギー | 食塩相当量 | たんぱく質 |
|---|---|---|
| 50kcal | 0.3g | 0.8g |

### 材料／2人分

れんこん…………………80g
にんじん…………………40g

### ピクルス液（カツオ風味）

酢………………………… 大さじ2
砂糖……………………… 小さじ2
顆粒カツオだし（食塩不使用）
………………………… 小さじ⅓（1g）
塩………………… ミニスプーン½（0.5g）
水………………………… 大さじ1

### 作り方

1 れんこんは一口大に切り、
酢水（水⅔カッ、酢小さじ1）に30
分ほどつけ、ざるにあげる。

2 にんじんは一口大に切る。

3 耐熱容器に1と2、ピクルス
液を入れてふんわりとラップを
かけ、電子レンジ（600W）で
4分加熱する。さめるまでそ
のままおいて味をなじませる。

| ピクルス液<br>（カツオ風味）<br>1人分 | エネルギー | 食塩相当量 | たんぱく質 |
|---|---|---|---|
| | 18kcal | 0.3g | 0.2g |

---

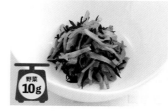

野菜 10g

## ひじきとにんじんのピクルス

1人分

| エネルギー | 食塩相当量 | たんぱく質 |
|---|---|---|
| 13kcal | 0.2g | 0.4g |

### 材料／2人分

ひじき……………………乾8g
にんじん…………………20g

### ピクルス液（昆布風味）

酢………………………… 大さじ1
昆布茶…………………… 小さじ⅓
水………………………… 大さじ1

### 作り方

1 ひじきを水につけてもどし、
ざるにあげる。にんじんは
せん切りにする。

2 耐熱容器に1とピクルス液
を入れてふんわりとラップを
かけ、電子レンジ（600W）で
3分加熱する。さめるまで
おいて味をなじませる。

| ピクルス液<br>（昆布風味）<br>1人分 | エネルギー | 食塩相当量 | たんぱく質 |
|---|---|---|---|
| | 2kcal | 0.2g | 0g |

# 芋料理［じゃが芋］

いずれも火加減は中火が基本。じゃが芋50gは普通サイズ½個分くらいです。

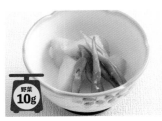

野菜 10g

## じゃが芋の煮物

1人分

| エネルギー | 食塩相当量 | たんぱく質 |
|---|---|---|
| 41kcal | 0.3g | 1.2g |

材料/1人分 ℹ️

じゃが芋……………………50g
さやいんげん………………10g
Ⓐ ┌ 顆粒カツオだし
   │ （食塩不使用）…小さじ⅓ (1g)
   └ 水……………½カップ(100mL)
Ⓑ 砂糖・しょうゆ…各小さじ⅓

作り方

1 じゃが芋は3～4cm角に切る。さやいんげんは筋をとり除き、3cm長さの斜め切りにする。

2 なべに1とⒶを入れて中火にかける。ふたをして10～15分、じゃが芋がやわらかくなるまで煮て、さやいんげんを加える。

3 Ⓑを加えて火を強め、全体に味をからめる。

| じゃが芋 50g | エネルギー | 食塩相当量 | たんぱく質 |
|---|---|---|---|
| | 30kcal | 0g | 0.7g |

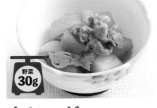

野菜 30g

## 肉じゃが

1人分

| エネルギー | 食塩相当量 | たんぱく質 |
|---|---|---|
| 95kcal | 0.5g | 4.5g |

材料/1人分 ℹ️

豚こま切れ肉………………20g
じゃが芋……………………50g
玉ねぎ………………………15g
にんじん……………………15g
サラダ油…………………小さじ¼
Ⓐ ┌ 砂糖・みりん・しゅうゆ
   │ …………………各小さじ½
   │ 酒………………………大さじ1
   └ 水……………½カップ(100mL)

作り方

1 豚肉は一口大に切る。

2 じゃが芋は3～4cm角に切り、玉ねぎはくし形に切り、にんじんは小さめの乱切りにする。

3 なべにサラダ油を中火で熱して1をいため、油がまわったら2を加えていためる。

4 Ⓐを加えふたをして10～15分、野菜がやわらかくなるまで煮る。火を消したら、そのままおいて味を含ませる。

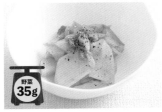

野菜 35g

## じゃが芋と
## トマトの重ね煮

1人分

| エネルギー | 食塩相当量 | たんぱく質 |
|---|---|---|
| 49kcal | 0.4g | 1.0g |

材料/1人分 ℹ️

じゃが芋……………………50g
トマト………………………25g
玉ねぎ………………………10g
バター（食塩不使用）
………………………小さじ¼ (1g)
Ⓐ ┌ 顆粒ブイヨン…小さじ⅓ (1g)
   └ 水………大さじ1 ⅔ (25mL)
こしょう……………………少量

作り方

1 じゃが芋は半分に切ってから5mm厚さの薄切りにする。トマトは2cm角に切り、玉ねぎは薄切りにする。

2 なべにじゃが芋、玉ねぎ、トマトの順に半量ずつ重ねて2段にし、バターをのせる。

3 Ⓐを加えて落としぶたをして中火にかけ、10～15分煮る。汁けがなくなったら火を消し、こしょうをふる。

# 芋料理［さつま芋］

いずれも火加減は中火が基本。さつま芋の甘味を生かして、調味料は控えめに。

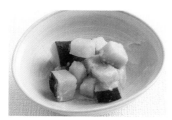

## さつま芋の ミルク煮

1人分

| エネルギー | 食塩相当量 | たんぱく質 |
|---|---|---|
| 99kcal | 0.5g | 1.5g |

**材料／1人分**

さつま芋……………………60g
- 牛乳…………………30mL
Ⓐ 顆粒ブイヨン…小さじ⅓(1g)
- 水……………………大さじ2
こしょう……………………少量

**作り方**

1 さつま芋は皮つきのまま1cm角に切り、水にさらす。
2 なべにさつま芋とⒶを入れて中火にかけ、落としぶたをしてやわらかくなるまで10分ほど煮る。
3 汁がなくなるまで煮詰めたら火を消す。器に盛り、こしょうをふる。

| さつま芋 60g | エネルギー | 食塩相当量 | たんぱく質 |
|---|---|---|---|
| | 76kcal | 0.1g | 0.5g |

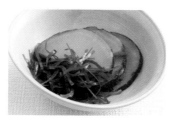

## さつま芋と 切りこんぶの煮物

1人分

| エネルギー | 食塩相当量 | たんぱく質 |
|---|---|---|
| 72kcal | 0.1g | 0.5g |

**材料／1人分**

さつま芋……………………40g
切りこんぶ (生)……………10g
水………………¼カップ(50mL)
砂糖………………………大さじ½

**作り方**

1 さつま芋は皮つきのまま1cm厚さの輪切りにし、水にさらす。
2 切りこんぶは食べやすい長さに切る。
3 なべに1と2、水を加え中火にかけ、ふたをしてやわらかくなるまで10分ほど煮る。
4 砂糖を加え、煮汁にとろみがついたら火を消す。

MEMO

切りこんぶの塩味を味つけに、うま味をだしがわりに利用します。

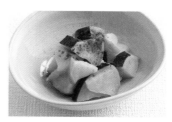

## さつま芋と りんごの重ね煮

1人分

| エネルギー | 食塩相当量 | たんぱく質 |
|---|---|---|
| 99kcal | 0g | 0.4g |

**材料／1人分**

さつま芋……………………40g
りんご………………………20g
バター(食塩不使用)………5g
水………………¼カップ(50mL)
シナモン……………………少量

**作り方**

1 さつま芋は皮つきのまま1cm厚さのいちょう切りにして水にさらす。りんごは皮つきのままいちょう切りにする。
2 なべにさつま芋の半量を並べ、りんごの半量をのせて重ねる。残りも同様に重ねる。
3 水とバターを加えて落としぶたをして中火にかけ、10分ほど煮る。汁けがなくなったら火を消す。
4 器に盛り、シナモンをふる。

MEMO

さつま芋とりんごは相性のよい組み合わせ。おやつにもおすすめです。

# 芋料理［里芋］

いずれも火加減は中火で。里芋はレンジ加熱してから皮をむくと簡単です。

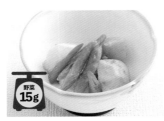

## 里芋といんげんの含め煮

1人分

| エネルギー | 食塩相当量 | たんぱく質 |
|---|---|---|
| 44kcal | 0.5g | 1.3g |

### 材料/1人分

里芋·····················60g
さやいんげん·············15g
Ⓐ ┌ 砂糖··········小さじ⅓
 │ 塩·······ミニスプーン⅓(0.3g)
 │ しょうゆ·····ミニスプーン1
 │ 顆粒カツオだし
 │ (食塩不使用)···小さじ⅓(1g)
 └ 水··········½カップ(100mL)

### 作り方

1 里芋は両端を切り落として
 ラップに包み、電子レンジ
 (600W)で2分加熱する。
 さめたら皮をむいて一口大
 に切る。
2 さやいんげんは食べやすい
 長さに切る。
3 なべに里芋とⒶを入れて中
 火にかけ、ふたをして5分
 ほど煮てやわらかくなっ
 たら2を加えてひと煮し、
 味を含ませる。

| 里芋 60g | エネルギー | 食塩相当量 | たんぱく質 |
|---|---|---|---|
| | 32kcal | 0g | 0.7g |

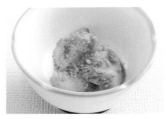

## 里芋のごまみそ煮

1人分

| エネルギー | 食塩相当量 | たんぱく質 |
|---|---|---|
| 74kcal | 0.4g | 1.9g |

### 材料/1人分

里芋·····················60g
Ⓐ ┌ みそ··········小さじ½
 │ 砂糖・酒······各小さじ1
 └ 水··········½カップ(100mL)
すり白ごま··············小さじ2

### 作り方

1 里芋は両端を切り落として
 ラップに包み、電子レンジ
 (600W)で2分加熱する。
 さめたら皮をむいて一口大
 に切る。
2 なべに1とⒶを入れて中火
 にかけ、ふたをして5分ほど
 煮る。
3 汁けがなくなったら、すり
 ごまを加えて混ぜ合わせて
 火を消す。

MEMO
里芋はレンジ加熱してから
煮るので、短時間でやわら
かくなります。

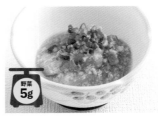
野菜 5g

## 里芋のそぼろ煮

1人分

| エネルギー | 食塩相当量 | たんぱく質 |
|---|---|---|
| 86kcal | 0.5g | 3.9g |

### 材料/1人分

里芋·····················60g
鶏ひき肉·················20g
酒··················大さじ1
Ⓐ ┌ 砂糖・みりん・しょうゆ
 │ ···············各小さじ½
 └ 水··········½カップ(100mL)
 ┌ かたくり粉········小さじ½
 └ 水···············小さじ1
小ねぎ(小口切り)···········5g

### 作り方

1 里芋は両端を切り落として
 ラップに包み、電子レンジ
 (600W)で1分加熱する。
 さめたら皮をむいて一口大
 に切る。
2 なべにひき肉と酒を入れ
 中火にかける。ひき肉が
 白っぽくなったらⒶと1を
 加え5分ほど煮る。かたく
 り粉を水でといて加え、と
 ろみをつけて火を消す。
3 器に盛り、小ねぎを散らす。

# 汁物［和風］

実だくさんで、食べごたえのある汁物。調味料を少なめにして、塩分控えめに仕上げます。

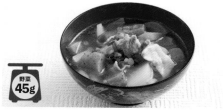

## 豚汁

1人分

| エネルギー | 食塩相当量 | たんぱく質 |
|---|---|---|
| 117kcal | 0.8g | 3.8g |

### 材料／1人分

豚バラ薄切り肉‥‥‥‥‥‥‥‥‥‥20g
大根・にんじん・こんにゃく‥‥‥ 各20g
サラダ油‥‥‥‥‥‥‥‥‥‥‥小さじ½
Ⓐ ┌ 顆粒カツオだし（食塩不使用）
　 │ ‥‥‥‥‥‥‥‥ミニスプーン⅓(1g)
　 └ 水‥‥‥‥‥‥‥‥¾カップ(150mL)
みそ‥‥‥‥‥‥‥‥‥‥‥‥‥小さじ1
小ねぎ(小口切り)‥‥‥‥‥‥‥‥‥5g

### 作り方

1 豚肉は2cm幅に切る。
2 大根とにんじんは5mm厚さのいちょう切りにする。こんにゃくはスプーンで一口大にちぎり、下ゆでする。
3 なべにサラダ油を熱し、1を入れていため、続けて2を加えていためる。野菜がしんなりとなったらⒶを加え、ふたをして野菜がやわらかくなるまで7〜8分煮る。
4 みそをときながら加えて火を消す。器に盛り、小ねぎを散らす。

### ✎ MEMO

野菜をしんなりとなるまでいためて甘味、うま味を引き出します。

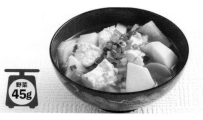

## けんちん汁

1人分

| エネルギー | 食塩相当量 | たんぱく質 |
|---|---|---|
| 73kcal | 0.7g | 4.5g |

### 材料／1人分 

もめん豆腐‥‥‥‥‥‥‥‥‥‥‥‥50g
里芋‥‥‥‥‥‥‥‥‥‥‥‥‥‥‥40g
大根‥‥‥‥‥‥‥‥‥‥‥‥‥‥‥30g
にんじん‥‥‥‥‥‥‥‥‥‥‥‥‥10g
Ⓐ ┌ 顆粒カツオだし（食塩不使用）
　 │ ‥‥‥‥‥‥‥‥ミニスプーン⅓(1g)
　 └ 水‥‥‥‥‥‥‥‥¾カップ(150mL)
塩‥‥‥‥‥‥‥‥‥ミニスプーン⅓(0.3g)
しょうゆ‥‥‥‥‥‥‥‥‥‥‥小さじ½
小ねぎ(小口切り)‥‥‥‥‥‥‥‥‥5g

### 作り方

1 里芋は両端を切り落としてラップに包み、電子レンジ(600W)で2分加熱する。さめたら皮をむいて一口大に切る。
2 大根とにんじんは5mm厚さのいちょう切りにする。
3 なべにⒶと1、2を入れて中火にかけ、ふたをして野菜がやわらかくなるまで10分ほど煮る。
4 豆腐を手でくずしながら加え、塩を加える。ひと煮立ちしたらしょうゆを加えて火を消す。
5 器に盛り、小ねぎを散らす。

# 汁物［洋風・中国風］

トマト缶やひき肉など、うま味食材を加えることで深みのある味わいに。
バターやごま油の風味もポイントです。

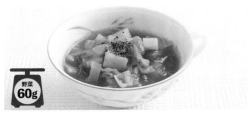

## ミネストローネスープ

1人分

| エネルギー | 食塩相当量 | たんぱく質 |
|---|---|---|
| 51kcal | 0.4g | 1.0g |

**材料／1人分**

じゃが芋 ‥‥‥‥‥‥‥‥‥‥‥‥30g
にんじん・キャベツ・玉ねぎ ‥‥‥各10g
トマト水煮缶（ホール、食塩不使用）‥‥30g
バター（食塩不使用）‥‥‥‥‥‥‥2g
顆粒ブイヨン ‥‥‥‥‥‥小さじ⅓（1g）
水 ‥‥‥‥‥‥‥‥‥‥¾カップ（150mL）
こしょう ‥‥‥‥‥‥‥‥‥‥‥‥少量

**作り方**

1 じゃが芋、にんじん、キャベツ、玉ねぎは
いずれも 1cm角に切る。
2 なべにバターを入れて中火にかける。1を
加えて野菜がしんなりとなるまでいためる。
3 顆粒ブイヨンと水を加え、トマト缶をくずし
ながら加える。ふたをして野菜がやわらか
くなるまで7〜8分煮る。
4 器に盛り、こしょうをふる。

**✎ MEMO**

野菜はかぼちゃやピーマン、さやいんげん
など、季節のものをとり合わせて楽しめます。

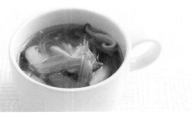

## はるさめ入り
## 中国風スープ

1人分

| エネルギー | 食塩相当量 | たんぱく質 |
|---|---|---|
| 81kcal | 0.5g | 3.9g |

**材料／1人分**

はるさめ ‥‥‥‥‥‥‥‥‥‥‥乾3g
鶏ひき肉 ‥‥‥‥‥‥‥‥‥‥‥20g
生しいたけ ‥‥‥‥‥‥‥‥‥‥20g
ねぎ ‥‥‥‥‥‥‥‥‥‥‥‥‥30g
にんじん ‥‥‥‥‥‥‥‥‥‥‥20g
酒 ‥‥‥‥‥‥‥‥‥‥‥‥‥小さじ2
水 ‥‥‥‥‥‥‥‥‥‥¾カップ（150mL）
顆粒鶏がらだし ‥‥‥‥‥‥小さじ⅓（1g）
ごま油 ‥‥‥‥‥‥‥‥‥‥‥小さじ⅓

**作り方**

1 はるさめは 3cm長さに切り水にさらす。
2 しいたけは石づきを切り除いてせん切りに
する。ねぎは 4cm長さに切り、縦にせん切り
にする。にんじんはせん切りにする。
3 なべにひき肉と酒を入れて中火にかけ、軽
くいためる。ひき肉が白っぽくなったら水
を加える。
4 1と2、鶏がらだしを加え、ふたをして野
菜がやわらかくなるまで7〜8分煮る。
5 器に盛り、ごま油を加える。

**適度な水分補給は腎臓を守るために大事**

　水分摂取量についてはよくわかっていないことも多いですが、現段階では1日1～1.5Lが最もリスクが低いことが報告されています。脱水を起こさないように水分をとりましょう。加えて、料理からとる水分、つまり食品に含まれる水分も考慮します。食事量が減るとその分水分も減ってしまうので、注意が必要です。ただし、腎機能が低下しているかたは、医師と相談の上で水分摂取量を決めていきましょう。

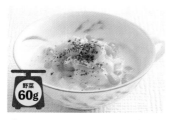

## キャベツとコーンの ミルクスープ

1人分

| エネルギー | 食塩相当量 | たんぱく質 |
|---|---|---|
| 76kcal | 0.6g | 2.4g |

**材料／1人分**

キャベツ・・・・・・・・・・・・・・・・40g
ホールコーン缶（汁を除く）
・・・・・・・・・・・・・・・・・・・・・・20g
バター（食塩不使用）・・・・・・・2g
水・・・・・・・・・・・・・½カップ(100mL)
牛乳・・・・・・・・・・・・・・・・・¼カップ
塩・・・・・・・・・ミニスプーン½ (0.5g)
　かたくり粉・・・・・・・・小さじ½
　水・・・・・・・・・・・・・・・・小さじ1
こしょう・・・・・・・・・・・・・・・少量

**作り方**

1 キャベツは3cm角に切る。
2 なべにバターを入れて中火にかけ、キャベツを加えてしんなりとなるまでいためる。
3 コーンと水を加え、キャベツがやわらかくなるまで5分ほど煮る。
4 牛乳を加え、温まったら塩を加える。かたくり粉を水でといて加え、とろみをつける。
5 器に盛り、こしょうをふる。

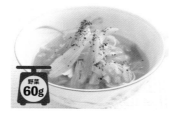

## ジュリアンスープ

1人分

| エネルギー | 食塩相当量 | たんぱく質 |
|---|---|---|
| 36kcal | 0.4g | 0.6g |

**材料／1人分**

キャベツ・・・・・・・・・・・・・・・・40g
にんじん・玉ねぎ・・・・・・・各10g
サラダ油・・・・・・・・・・・・小さじ½
Ａ　顆粒ブイヨン・・・小さじ⅓(1g)
　　水・・・・・・・・・¾カップ(150mL)
こしょう(好みで)・・・・・・・・・少量

**作り方**

1 キャベツとにんじん、玉ねぎはせん切りにする。
2 なべにサラダ油を中火で熱し、1を入れてしんなりとなるまでいためる。Ａを加え、ふたをして野菜がやわらかくなるまで5分ほど煮て火を消す。
3 器に盛り、好みでこしょうをふる。

**MEMO**
こしょうの代わりにカレー粉をふるとカレー風味のスープになります。

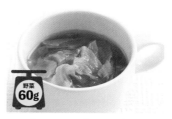

## レタスとトマトの 中国風スープ

1人分

| エネルギー | 食塩相当量 | たんぱく質 |
|---|---|---|
| 24kcal | 0.5g | 0.4g |

**材料／1人分**

レタス・・・・・・・・・・・・・・・・・20g
トマト・・・・・・・・・・・・・・・・・40g
Ａ　顆粒鶏がらだし
　　・・・・・・・・・・・小さじ⅓ (1g)
　　水・・・・・・・・・¾カップ(150mL)
ごま油・・・・・・・・・・・・・小さじ⅓

**作り方**

1 レタスは食べやすい大きさに手でちぎり、トマトは3～4cm角に切る。
2 なべにＡを入れて中火にかける。トマトを加えて煮、やわらかくなったらレタスを加える。
3 再び煮立ったら火を消し、ごま油を加えて器に盛る。

**MEMO**
ごま油は仕上げに加えて、風味を生かします。

食事療法を続けるコツ②
# 外食や中食を利用するとき

　昼ごはんなどで外食することが多く、食事療法を続けることがむずかしいと考えている人がいるかもしれません。お店で食べる料理や、市販の総菜は万人に受けるように味つけが濃かったり、脂質や塩分が多くなりがちです。気をつけたいポイントや、お店でもできる食べ方のくふうについてお伝えします。

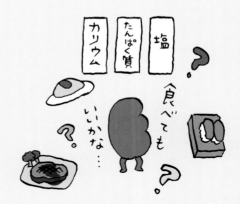

## 料理を選ぶときのポイント

### レストランなどのお店では
### メニュー表をチェック

　外食チェーン店などでは、メニュー表に塩分やエネルギーが記載されていることがあります。ウェブサイトなどで確認することもできるので、よく行くお店があるなら事前に確認をしておきましょう。

### コンビニやスーパーでは
### 表示をチェック

　加工食品には栄養成分表示が義務づけられているので購入時にかならずチェックする習慣をつけましょう。塩分とエネルギーのほか、脂質、たんぱく質の量も確認します。

## 外食店でできるくふう

### 注文するときに
### 調整してもらう

　注文のさいに塩分の高い漬物を除いてもらったり、脂質と塩分の高いドレッシングは別添えにしてもらうなど、お店の人にお願いしてみましょう。

### 食べるときは
### 塩分を意識する

　めん類やみそ汁の汁は飲み干さない、ごはんに添えられている漬物は全部は食べないなど、食べるときに塩分カットを意識してみましょう。

# Part

# 4

# 主食レシピ

主食と主菜、副菜を兼ねたメニューを紹介します。
主菜レシピや副菜レシピで紹介した料理を活用した
アレンジ料理もあります。

## 主食レシピの見方

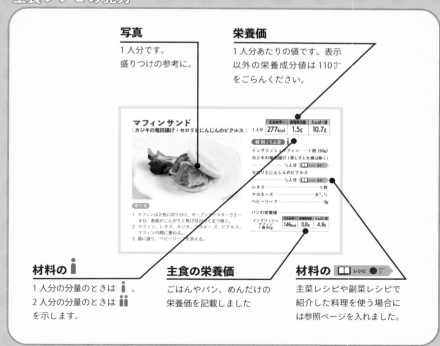

**写真**
1人分です。
盛りつけの参考に。

**栄養価**
1人分あたりの値です。表示
以外の栄養成分値は110ジ
をごらんください。

**マフィンサンド**
（カジキの竜田揚げ＋セロリとにんじんのピクルス）

| 1人分 | エネルギー 277kcal | 食塩相当量 1.5g | たんぱく質 10.7g |
| --- | --- | --- | --- |

**材料／1人分**
イングリッシュマフィン ……… 1枚（65g）
カジキの竜田揚げ（青じそと大根は除く）
…………… ½人分　レシピ 54ジ
セロリとにんじんのピクルス
…………… ½人分　レシピ 94ジ
レタス ………………………… 1枚
マヨネーズ …………………… 大さじ½
ベビーリーフ ………………… 3g

**パンの栄養価**

| イングリッシュマフィン 1個65g | エネルギー 146kcal | 食物繊維量 0.8g | たんぱく質 4.8g |
| --- | --- | --- | --- |

**作り方**
1 マフィンは2枚に切り分け、オーブントースターで3〜
　4分、表面がこんがりと焦げ目がつくまで焼く。
2 マフィン、レタス、カジキ、マヨネーズ、ピクルス、
　マフィンの順に重ねる。
3 器に盛り、ベビーリーフを添える。

**材料の**
1人分の分量のときは 、
2人分の分量のときは
を示します。

**主食の栄養価**
ごはんやパン、めんだけの
栄養価を記載しました

**材料の** レシピ ジ
主菜レシピや副菜レシピで
紹介した料理を使う場合に
は参照ページを入れました。

# 玄米ごはん（おいしい炊き方）

| | エネルギー | 食塩相当量 | たんぱく質 |
|---|---|---|---|
| 小盛り 100g | 148kcal | 0g | 2.6g |
| 普通盛り 150g | 231kcal | 0g | 4.0g |

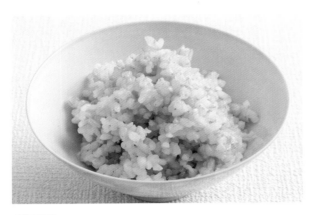

### 材料／作りやすい分量

玄米‥‥‥‥‥‥‥‥‥‥‥‥‥‥‥‥‥2合
水‥‥‥‥‥‥‥‥‥‥‥‥‥‥3ｶｯﾌﾟ(600mL)

### ✏ MEMO

6時間以上浸水させるとよりおいしく炊き上がります。夕食に食べるなら、朝といで分量の水に浸し、冷蔵庫に入れておいてから夕方に炊いても。水の量と浸水時間がポイントです！

### 作り方

1 玄米は2回ほど水をかえて、さっと軽くとぐ（よごれを落とす程度）。
2 炊飯器に1と分量の水を加え2時間以上水に浸す。
3 炊飯器の玄米ごはん機能で炊く。

### 白飯の場合は

| | エネルギー | 食塩相当量 | たんぱく質 |
|---|---|---|---|
| 小盛り 100g | 156kcal | 0g | 2.0g |
| 普通盛り 150g | 234kcal | 0g | 3.0g |

# きのこの炊き込みごはん

| | エネルギー | 食塩相当量 | たんぱく質 |
|---|---|---|---|
| 1人分 | 187kcal | 0.5g | 3.6g |

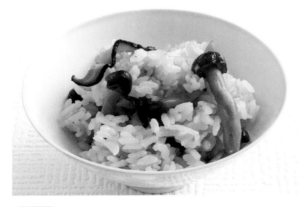

### 材料／作りやすい分量(6人分) 👤👤👤👤👤👤

米 ‥‥‥‥‥‥‥‥‥‥‥‥‥‥‥‥‥‥2合
水‥‥‥‥‥‥‥‥‥‥‥‥1 ½ｶｯﾌﾟ(300mL)
きのこ（エリンギ、まいたけ、しいたけなど）
‥‥‥‥‥‥‥‥‥‥‥‥‥‥‥合わせて200g

Ⓐ
- しょうゆ‥‥‥‥‥‥‥‥‥‥‥大さじ1
- みりん‥‥‥‥‥‥‥‥‥‥‥大さじ½
- 塩‥‥‥‥‥‥‥‥‥‥‥‥‥‥‥0.5g
- 顆粒カツオだし(食塩不使用)‥‥‥5g

### ✏ MEMO

ごはんにはきのこ風味の煮汁を加えて炊き、味がしっかりついたきのこは炊きあがってから合わせると、味の濃淡がついて、うす味でもおいしく食べられます。

### 作り方

1 米はとぎ、分量の水に浸しておく。
2 なべにきのこと Ⓐ を加えて火にかけ、ひと煮立ちさせたら火を消す。きのこと煮汁に分ける。
3 炊飯器に1を入れ、2の煮汁と水を合わせて ½ｶｯﾌﾟ にしたものを加えて炊く。炊き上がったら2のきのこを加えて15分蒸らす。

# 煮豚チャーハン

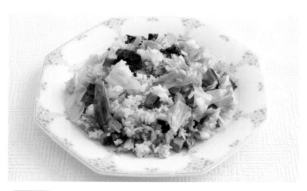

| | エネルギー | 食塩相当量 | たんぱく質 |
|---|---|---|---|
| 1人分 | 439kcal | 1.2g | 11.9g |

**材料／2人分**

| | |
|---|---|
| 煮豚（小ねぎは除く）　レシピ 39ぺ | |
| | ……………………1人分 |
| 卵 | ……………………1個 |
| レタス | ……………………100g |
| サラダ油 | ……………………大さじ1 |
| 温かいごはん | ……………………300g |
| しょうゆ | ……………………小さじ1 |
| 塩 | ……ミニスプーン⅔弱（0.6g） |
| こしょう | ……………………少量 |

**MEMO**

油でコーティングされたチャーハンに、仕上げに塩をふることで塩味を強く感じられます。

**作り方**

1 煮豚は1cm角に切る。卵は割りほぐす。レタスは一口大にちぎる。
2 フライパンにサラダ油を入れて中火にかけ、卵を加えて軽く混ぜ、すぐにごはんを加えてパラパラになるまでいためる。
3 煮豚とレタスを加えていためる。レタスのシャキシャキ感が残っている程度にいためたら、フライパンの縁からしょうゆをまわし入れ、ひと混ぜして火を消す。
4 器に盛り、塩とこしょうをふる。

# サバ缶と青菜のチーズドリア

| | エネルギー | 食塩相当量 | たんぱく質 |
|---|---|---|---|
| 1人分 | 563kcal | 1.6g | 24.8g |

**材料／1人分**

| | |
|---|---|
| 温かいごはん | ……………………150g |
| サバみそ煮缶詰め | ……………………½缶（95g） |
| ゆでほうれん草 | ……………………60g |
| とろけるチーズ | ……………………30g |
| パプリカパウダー | ……………………少量 |

**MEMO**

耐熱容器に材料を順番に重ねて入れて、オーブントースターで焼くだけ！ストック野菜（25ぺ）を利用すれば簡単です。

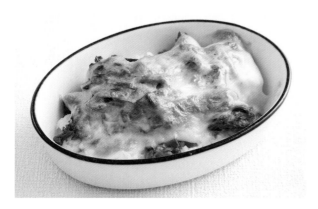

**作り方**

1 耐熱容器にごはんを広げ、サバみそ煮缶をほぐしながら汁ごと加える。
2 3～4cm長さに切ったゆでほうれん草をのせ、ピザ用チーズを散らす。オーブントースターでチーズに焦げ目がつくまで7～8分ほど焼く。
3 仕上げにパプリカパウダーをふる。

Part 4 主食 レシピ ごはん

# サンドイッチ
（ 鶏のレンジ蒸し＋生野菜 ）

| | エネルギー | 食塩相当量 | たんぱく質 |
|---|---|---|---|
| 1人分 | **457**kcal | **2.0**g | **19.4**g |

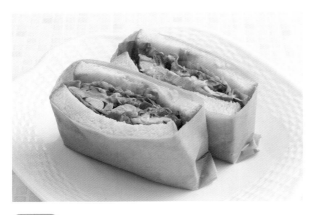

### 材料／1人分 🛈

食パン（8枚切り）・・・・・・・・・・・・・・・2枚（90g）
鶏肉のレンジ蒸し（ベビーリーフ、ソースは除く）・・・・・・・・・1人分 📖 レシピ 48ジ
レタス・・・・・・・・・・・・・・・・・・・・・・・・・・・・・・2枚
トマト・・・・・・・・・・・・・・・・・・・・・・・・・・・・・30g
**Ⓐ**
　マヨネーズ・・・・・・・・・・・・・・・大さじ1
　トマトケチャップ・・・・・・・・・大さじ¼
　粒マスタード（好みで）・・・・・・小さじ¼

### パンの栄養価

| 食パン 8枚切り 1枚 45g | エネルギー | 食塩相当量 | たんぱく質 |
|---|---|---|---|
| | **112**kcal | **0.5**g | **3.3**g |

### 作り方

1 鶏肉のレンジ蒸しはそぎ切りにし、トマトは薄い輪切りにする。
2 Ⓐを混ぜ合わせる。
3 食パン、レタス1枚、**2**、鶏肉のレンジ蒸し、トマト、レタス1枚、食パンの順に重ねる。
4 ラップまたはワックスペーパーで包み、上から軽く重石をのせる。パンと具がなじんだら、半分に切る。

---

# ピザトースト
（ ラタトゥイユ＋卵 ）

| | エネルギー | 食塩相当量 | たんぱく質 |
|---|---|---|---|
| 1人分 | **288**kcal | **1.3**g | **11.8**g |

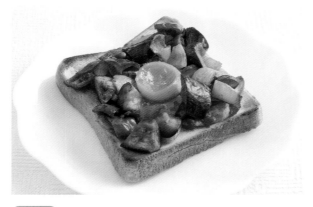

### 材料／1人分 🛈

食パン（6枚切り）・・・・・・・・・・・・・・・1枚（60g）
ラタトゥイユ・・・½人分 📖 レシピ 91ジ
卵・・・・・・・・・・・・・・・・・・・・・・・・・・・・・・1個
バター（食塩不使用）・・・・・・・・・小さじ1（4g）

### ✏️MEMO

トーストに卵と野菜のおかずをのせて朝ごはんのメニューに。「鶏肉とセロリのチリソース」（47ジ）や「トマト入りスクランブルエッグ」（65ジ）などもおすすめ。

### パンの栄養価

| 食パン 6枚切り 1枚 60g | エネルギー | 食塩相当量 | たんぱく質 |
|---|---|---|---|
| | **149**kcal | **0.7**g | **4.4**g |

### 作り方

1 食パンにバターを塗り、ラタトゥイユを広げてのせ、中心をくぼませる。
2 くぼみに卵を割り入れ、オーブントースターで卵が好みのかたさになるまで焼く。

# マフィンサンド
### （カジキの竜田揚げ＋セロリとにんじんのピクルス）

| | エネルギー | 食塩相当量 | たんぱく質 |
|---|---|---|---|
| 1人分 | 277kcal | 1.5g | 10.7g |

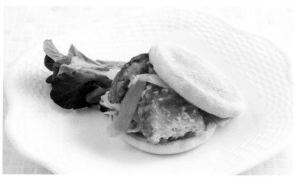

**材料／1人分** ⓘ

イングリッシュマフィン……1枚（65g）

カジキの竜田揚げ（青じそと大根は除く）

……………………½人分　📖 レシピ 54㌻

セロリとにんじんのピクルス

……………………½人分　📖 レシピ 94㌻

レタス………………………………1枚

マヨネーズ………………………大さじ½

ベビーリーフ………………………3g

パンの栄養価

| イングリッシュ<br>マフィン<br>1個65g | エネルギー | 食塩相当量 | たんぱく質 |
|---|---|---|---|
| | 146kcal | 0.8g | 4.8g |

**作り方**

1 マフィンは2枚に切り分け、オーブントースターで3〜4分、表面がこんがりと焦げ目がつくまで焼く。
2 マフィン、レタス、カジキ、マヨネーズ、ピクルス、マフィンの順に重ねる。
3 器に盛り、ベビーリーフを添える。


# ロールパンサンド
### （豆腐入り煮込みハンバーグ＋にんじんのレモンドレッシング）

| | エネルギー | 食塩相当量 | たんぱく質 |
|---|---|---|---|
| 1人分 | 382kcal | 1.7g | 12.5g |

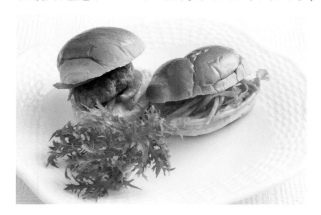

**材料／1人分** ⓘ

ロールパン………………………2個（60g）

Ⓐ ┌ 豆腐入り煮込みハンバーグ（ソース含む）
　　…… ½人分（1個）　📖 レシピ 41㌻
　　└ レタス………………………………1枚

Ⓑ ┌ にんじんのレモンドレッシング
　　…………………½人分　📖 レシピ 84㌻
　　└ レタス………………………………1枚

リーフレタス………………………3g

パンの栄養価

| ロールパン<br>1個30g | エネルギー | 食塩相当量 | たんぱく質 |
|---|---|---|---|
| | 93kcal | 0.4g | 2.6g |

**作り方**

1 ロールパンに切り目を入れる。
2 1にⒶとⒷをそれぞれはさむ。
3 器に盛り、リーフレタスを添える。

# 青梗菜とツナのあんかけうどん

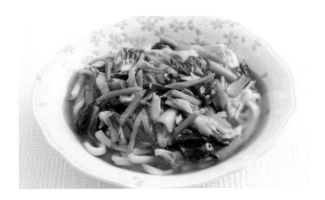

| | エネルギー | 食塩相当量 | たんぱく質 |
|---|---|---|---|
| 1人分 | **283**kcal | **2.1**g | **10.9**g |

**材料／1人分**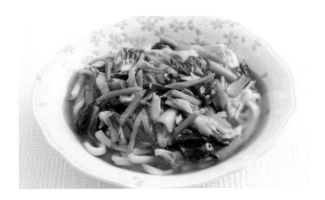

| 材料 | 分量 |
|---|---|
| ゆでうどん（食塩不使用） | 200g |
| ツナ水煮缶（食塩不使用） | 40g |
| 青梗菜 | 30g |
| きのこ（しめじ類など好みで） | 20g |
| にんじん | 10g |
| Ⓐ 顆粒鶏がらだし | 小さじ1 |
| しょうゆ | 小さじ½ |
| 水 | ½カップ（100mL） |
| かたくり粉 | 小さじ1 |
| 水 | 小さじ2 |
| サラダ油 | 小さじ1 |

**めんの栄養価**

| | | エネルギー | 食塩相当量 | たんぱく質 |
|---|---|---|---|---|
| ゆでうどん（食塩不使用）200g | | **190**kcal | **0**g | **4.6**g |

**作り方**

1 青梗菜は軸と葉に分け、それぞれ3cm長さに切る。にんじんはせん切りにし、きのこは食べやすい大きさに裂く。
2 フライパンにサラダ油を中火で熱し、きのこ、ツナの順に加えていためる。にんじんを加え、青梗菜を軸、葉の順に加え、Ⓐを入れて煮る。
3 ひと煮立ちさせたら、かたくり粉を水でといて加え、とろみをつけて火を消す。
4 うどんを電子レンジ（600W）で2分加熱して器に盛り、3をかける。

# 煮卵とフレッシュ野菜のパスタ

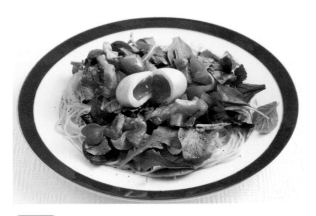

| | エネルギー | 食塩相当量 | たんぱく質 |
|---|---|---|---|
| 1人分 | **461**kcal | **1.7**g | **17.6**g |

**材料／1人分**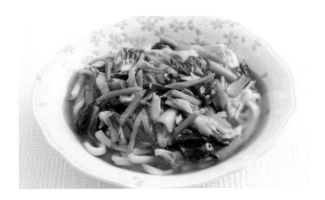

| 材料 | 分量 |
|---|---|
| スパゲティ | 乾80g |
| オリーブ油 | 小さじ1 |
| 煮卵（つけ合わせは除く） | 1個 〔レシピ 67ページ〕 |
| ベビーリーフ | 60g |
| トマト | 50g |
| オリーブ油 | 小さじ1 |
| 塩 | ミニスプーン⅓（0.3g） |
| 黒こしょう | 少量 |

**✎MEMO**

乾めんで80gのスパゲティは、ゆでると180〜200gくらいになります。

**めんの栄養価**

| | | エネルギー | 食塩相当量 | たんぱく質 |
|---|---|---|---|---|
| スパゲティ 乾80g | | **278**kcal | **0**g | **9.6**g |

**作り方**

1 スパゲティは表示時間どおりにゆで、オリーブ油をまぶしておく。
2 トマトはあらみじんに切る。
3 器に1を盛り、ベビーリーフとトマトを彩りよく盛り、煮卵をのせる。オリーブ油をまわしかけ、塩とこしょうをふる。卵をくずし、全体を混ぜ合わせながら食べる。

食事療法以外でたいせつなこと
# 運動療法にもとり組もう

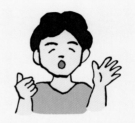

かつて腎臓病の人は、「運動すると尿たんぱくが出やすくなる」という理由から、運動をしてはいけないと考えられていました。しかし、今では運動するほうが体によい影響を及ぼすことがわかってきたため、「積極的に運動をしていこう！」という流れになっています。最近、慢性腎臓病の治療においても、多方面から患者をケアするプログラム「腎臓リハビリテーション」も注目を集めています。ぜひ食事療法といっしょにとり組みましょう。

## 慢性腎臓病の人が運動をすることのおもな効果

### 身体機能の向上

筋力の維持や向上によってサルコペニアやフレイルを予防し、将来寝たきりになるリスクを減らすことができる。

### 心血管病の予防

動脈硬化を予防して、糖尿病や高血圧などの生活習慣病を改善し、心筋梗塞や脳卒中を防ぐ。

### 腎臓の保護効果の可能性

尿たんぱくが減少するケースが見られ、腎臓保護の可能性があると期待されている。

そのほか、貧血の改善、睡眠の質の向上、心肺機能の向上、死亡率の低下、ストレス解消など。

## おすすめの3つの運動

### ストレッチ

身体の柔軟性を高め、動かしている各部位周囲の血行を促進させる。

### 有酸素運動

水泳、サイクリング、ウォーキングなど、筋肉を使うときのエネルギーで酸素を使う運動。基礎代謝の向上と心肺機能の向上が期待できる。

### 筋力トレーニング

スクワットなど、筋肉に抵抗をかける動作をくり返し行なう運動。筋肉量を増やして、筋力をつけることができる。

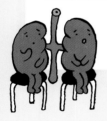

# 栄養価一覧つき料理さくいん

- 26 〜 108ﾍﾟ で紹介した料理のくわしい栄養成分値です。
- 掲載した数値は、「日本食品標準成分表 2020 年版（八訂）」（文部科学省）に基づいています。
- 食品成分のデータがない食品は、それに近い食品（代用品）で算出しました。
- 調理法に応じて、「ゆで」「炊き」「蒸し」などのデータがあるものはそれを用いて算出し、
  データがないものは「生」を用いて 算出しました。
- 組み合わせ例の値と各料理の合計値の相違は端数処理によるものです。

| ページ | | 料理 | エネルギー | たんぱく質 | 脂質 | コレステロール | 炭水化物 | 食物繊維 | ナトリウム | カリウム | カルシウム |
|---|---|---|---|---|---|---|---|---|---|---|---|
| | | | kcal | g | g | mg | g | g | mg | mg | mg |
| 26 | 組み合わせ例 | 基本の組み合わせ1 | 563 | 17.6 | 17.3 | 45 | 79.2 | 6.2 | 613 | 885 | 123 |
| 28 | | 基本の組み合わせ2 | 393 | 16.7 | 5.6 | 41 | 62.8 | 7.5 | 724 | 892 | 129 |
| 30 | | 主食をアレンジ1 | 520 | 15.7 | 19.7 | 143 | 65.2 | 5.0 | 682 | 542 | 51 |
| 32 | | 主食をアレンジ2 | 596 | 21.1 | 33.0 | 79 | 50.3 | 6.5 | 928 | 646 | 62 |
| 33 | | 主食をアレンジ3 | 538 | 20.0 | 17.9 | 214 | 69.1 | 7.6 | 923 | 852 | 192 |
| ● 主菜レシピ | | | | | | | | | | | |
| 36 | 豚肉 | 豚肉の焼き肉　カレー風味 | 233 | 13.2 | 16.9 | 43 | 5.9 | 1.6 | 373 | 352 | 20 |
| 37 | | 豚肉のしょうが焼き | 244 | 12.6 | 16.9 | 43 | 10.5 | 0.6 | 374 | 287 | 17 |
| 37 | | 豚肉のピカタ | 316 | 14.6 | 21.6 | 139 | 15.3 | 0.8 | 281 | 364 | 30 |
| 38 | | 豚肉とりんごの包み焼き | 253 | 14.2 | 17.4 | 49 | 8.8 | 1.6 | 296 | 395 | 155 |
| 38 | | 豚肉のロールカツ | 339 | 15.1 | 23.9 | 80 | 14.3 | 2.1 | 318 | 428 | 47 |
| 39 | | 煮豚（ほうじ茶煮） | 211 | 10.7 | 14.9 | 48 | 7.8 | 0.3 | 295 | 264 | 15 |
| 39 | | 豚肉とキャベツの蒸し煮 | 211 | 13.0 | 13.0 | 43 | 6.0 | 1.5 | 376 | 381 | 33 |
| 40 | | 薄切り肉で作る酢豚 | 285 | 11.1 | 16.8 | 49 | 21.0 | 1.3 | 396 | 373 | 18 |
| 40 | | 回鍋肉 | 252 | 12.2 | 17.4 | 49 | 11.0 | 2.2 | 596 | 427 | 44 |
| 41 | | ボルシチ風煮込み | 210 | 11.9 | 13.5 | 50 | 9.5 | 2.2 | 317 | 570 | 46 |
| 41 | | 豆腐入り煮込みハンバーグ | 243 | 12.6 | 13.8 | 67 | 14.9 | 3.7 | 525 | 482 | 77 |
| 42 | | 白菜とひき肉のミルフィーユなべ風 | 174 | 11.9 | 11.3 | 52 | 5.3 | 1.4 | 330 | 456 | 51 |
| 42 | | れんこんとひき肉のレンジ蒸し | 195 | 10.9 | 9.7 | 44 | 14.6 | 1.9 | 333 | 456 | 25 |
| 43 | 鶏肉 | 鶏肉の照り焼き | 197 | 12.4 | 13.4 | 62 | 6.5 | 0.5 | 386 | 267 | 8 |
| 44 | | 鶏肉のホイル焼きゆずみそ風味 | 157 | 12.8 | 9.8 | 62 | 4.6 | 0.8 | 339 | 307 | 23 |
| 44 | | 鶏肉のホイル蒸し　チーズのせ | 210 | 16.6 | 14.4 | 72 | 2.4 | 2.3 | 316 | 400 | 169 |
| 45 | | 和風から揚　おかか風味 | 203 | 13.3 | 14.4 | 65 | 4.9 | 0.2 | 393 | 289 | 12 |
| 45 | | 鶏肉のカレーソテー | 208 | 12.5 | 13.4 | 62 | 8.5 | 0.7 | 442 | 349 | 19 |
| 46 | | 鶏肉の甘酢煮 | 223 | 12.9 | 13.4 | 62 | 11.6 | 1.1 | 394 | 356 | 19 |
| 46 | | 鶏肉のおろし煮 | 196 | 13.3 | 9.6 | 63 | 12.2 | 3.8 | 420 | 397 | 90 |
| 47 | | 鶏肉とセロリのチリソース | 179 | 12.4 | 9.5 | 62 | 9.5 | 1.0 | 365 | 428 | 21 |
| 47 | | 手羽元のポトフ | 165 | 12.8 | 8.6 | 71 | 7.9 | 2.9 | 194 | 520 | 37 |
| 48 | | 鶏肉のレンジ蒸し | 226 | 12.5 | 18.5 | 79 | 2.2 | 0.3 | 311 | 282 | 21 |
| 48 | | 鶏つくねの焼き鳥風 | 240 | 10.4 | 10.8 | 96 | 22.0 | 1.9 | 410 | 421 | 34 |
| 49 | 牛肉 | 牛肉とピーマンのいため物 | 279 | 10.5 | 21.3 | 50 | 10.8 | 1.5 | 483 | 334 | 19 |
| 50 | | 牛肉の野菜巻き　わさびソース | 281 | 11.0 | 21.3 | 50 | 10.6 | 2.8 | 398 | 477 | 44 |
| 50 | | 牛肉とレタスのオイスターソースいため | 275 | 10.5 | 21.2 | 50 | 10.0 | 0.6 | 563 | 322 | 17 |
| 51 | | 牛肉と豆腐のすき焼き風 | 237 | 11.3 | 15.7 | 37 | 11.1 | 3.3 | 388 | 387 | 136 |
| 51 | | 牛肉のカレーソテー | 277 | 10.4 | 21.3 | 50 | 10.3 | 1.6 | 246 | 362 | 37 |
| 52 | 魚 | ブリの照り焼き | 225 | 13.6 | 13.1 | 50 | 13.4 | 0.7 | 365 | 349 | 9 |
| 53 | | 生ザケのムニエル　レモンソース | 197 | 14.5 | 9.8 | 50 | 11.6 | 0.9 | 334 | 400 | 29 |
| 53 | | 生ザケのホイル蒸し　ごま酢ソース | 130 | 14.7 | 3.7 | 42 | 7.8 | 2.0 | 393 | 416 | 44 |
| 54 | | 焼きサバのみそ煮 | 237 | 13.9 | 13.4 | 43 | 13.9 | 2.7 | 526 | 394 | 32 |
| 54 | | カジキの竜田揚げ | 163 | 11.2 | 8.8 | 50 | 8.7 | 1.6 | 401 | 399 | 26 |
| 55 | | 生ダラの甘酢あんかけ | 150 | 10.7 | 4.2 | 41 | 17.0 | 1.3 | 325 | 415 | 37 |
| 55 | | アクアパッツァ | 129 | 11.9 | 4.3 | 42 | 8.5 | 4.0 | 342 | 724 | 54 |
| 56 | | 魚介のクリームシチュー | 196 | 13.8 | 6.9 | 52 | 16.2 | 6.8 | 391 | 655 | 104 |
| 56 | | サバの南蛮漬け | 243 | 13.2 | 13.1 | 43 | 17.1 | 1.1 | 424 | 357 | 16 |
| 57 | | カジキのきのこあんかけ | 137 | 12.3 | 4.8 | 51 | 9.8 | 2.2 | 405 | 555 | 15 |
| 57 | | カジキのピリ辛煮 | 152 | 11.4 | 8.5 | 51 | 6.8 | 1.1 | 439 | 409 | 19 |

| ミネラル | | | ビタミン | | | | | | | | | 食塩相当量 |
|---|---|---|---|---|---|---|---|---|---|---|---|---|
| リン | 鉄 | 亜鉛 | A（レチノール活性当量） | D | E | B1 | B2 | B6 | B12 | 葉酸 | C | |
| mg | mg | mg | μg | μg | mg | mg | mg | mg | μg | μg | mg | g |
| 251 | 1.5 | 2.4 | 138 | 0.1 | 1.6 | 0.59 | 0.19 | 0.41 | 0.5 | 64 | 22 | 1.6 |
| 316 | 1.7 | 2.2 | 433 | 0.7 | 2.8 | 0.24 | 0.27 | 0.33 | 0.9 | 174 | 61 | 1.8 |
| 231 | 1.5 | 2.9 | 217 | 1.2 | 1.8 | 0.37 | 0.33 | 0.40 | 0.6 | 97 | 9 | 1.7 |
| 254 | 1.6 | 2.2 | 403 | 0.4 | 3.6 | 0.24 | 0.23 | 0.38 | 0.3 | 94 | 13 | 2.4 |
| 316 | 3.3 | 2.7 | 328 | 2.3 | 2.9 | 0.31 | 0.46 | 0.32 | 0.8 | 172 | 51 | 2.3 |
| 161 | 0.7 | 1.3 | 20 | 0.1 | 1.3 | 0.51 | 0.14 | 0.33 | 0.2 | 29 | 22 | 0.9 |
| 146 | 0.4 | 1.2 | 42 | 0.1 | 0.8 | 0.49 | 0.12 | 0.27 | 0.2 | 16 | 5 | 0.9 |
| 173 | 1.0 | 1.4 | 89 | 1.1 | 2.1 | 0.46 | 0.21 | 0.26 | 0.5 | 27 | 7 | 0.7 |
| 218 | 0.6 | 1.0 | 40 | 0.1 | 1.1 | 0.40 | 0.10 | 0.26 | 0.2 | 24 | 14 | 0.7 |
| 181 | 1.0 | 1.6 | 125 | 0.5 | 2.3 | 0.55 | 0.22 | 0.31 | 0.3 | 41 | 8 | 0.8 |
| 123 | 0.6 | 2.0 | 236 | 0.2 | 0.4 | 0.45 | 0.18 | 0.22 | 0.4 | 15 | 6 | 0.7 |
| 155 | 0.5 | 1.3 | 7 | 0.1 | 0.3 | 0.51 | 0.14 | 0.33 | 0.2 | 50 | 25 | 0.9 |
| 143 | 0.8 | 2.1 | 148 | 0.2 | 1.1 | 0.48 | 0.19 | 0.30 | 0.4 | 16 | 13 | 1.0 |
| 155 | 1.1 | 2.2 | 12 | 0.2 | 1.1 | 0.48 | 0.20 | 0.34 | 0.4 | 67 | 39 | 1.5 |
| 163 | 0.9 | 2.2 | 108 | 0.2 | 1.0 | 0.51 | 0.22 | 0.33 | 0.4 | 55 | 15 | 0.8 |
| 172 | 2.0 | 2.0 | 33 | 0.6 | 1.4 | 0.41 | 0.23 | 0.38 | 0.4 | 42 | 7 | 1.3 |
| 122 | 1.1 | 2.2 | 22 | 0.3 | 0.6 | 0.52 | 0.19 | 0.35 | 0.4 | 65 | 20 | 0.8 |
| 132 | 1.2 | 1.9 | 19 | 0.2 | 1.1 | 0.48 | 0.16 | 0.29 | 0.4 | 33 | 36 | 0.8 |
| 136 | 0.6 | 1.2 | 35 | 0.3 | 1.2 | 0.08 | 0.12 | 0.23 | 0.2 | 16 | 17 | 1.0 |
| 137 | 0.8 | 1.3 | 61 | 0.3 | 0.8 | 0.09 | 0.13 | 0.21 | 0.2 | 31 | 13 | 0.9 |
| 242 | 1.0 | 1.3 | 116 | 0.2 | 1.4 | 0.14 | 0.17 | 0.27 | 0.2 | 92 | 53 | 0.8 |
| 145 | 0.8 | 1.3 | 48 | 0.3 | 1.3 | 0.09 | 0.13 | 0.21 | 0.5 | 22 | 4 | 1.0 |
| 141 | 0.7 | 1.3 | 98 | 0.3 | 1.1 | 0.09 | 0.13 | 0.22 | 0.2 | 20 | 4 | 1.2 |
| 148 | 0.8 | 1.3 | 195 | 0.3 | 1.4 | 0.11 | 0.16 | 0.24 | 0.2 | 38 | 8 | 1.0 |
| 166 | 1.4 | 1.5 | 106 | 0.3 | 0.9 | 0.10 | 0.14 | 0.24 | 0.2 | 51 | 13 | 1.1 |
| 145 | 0.6 | 1.3 | 42 | 0.3 | 1.0 | 0.10 | 0.13 | 0.26 | 0.2 | 23 | 6 | 1.0 |
| 158 | 0.8 | 1.0 | 376 | 0.3 | 0.6 | 0.15 | 0.14 | 0.47 | 0.2 | 43 | 11 | 0.5 |
| 139 | 0.8 | 1.3 | 62 | 0.4 | 2.1 | 0.09 | 0.13 | 0.22 | 0.3 | 24 | 7 | 0.8 |
| 136 | 1.1 | 1.0 | 265 | 0.6 | 1.5 | 0.13 | 0.18 | 0.39 | 0.3 | 39 | 26 | 1.0 |
| 125 | 1.0 | 3.5 | 20 | 0.1 | 1.0 | 0.07 | 0.15 | 0.27 | 1.2 | 33 | 34 | 1.2 |
| 160 | 1.4 | 3.7 | 281 | 0.3 | 1.4 | 0.16 | 0.24 | 0.26 | 1.2 | 71 | 15 | 1.0 |
| 126 | 1.0 | 3.5 | 15 | 0.1 | 0.8 | 0.07 | 0.15 | 0.19 | 1.3 | 43 | 3 | 1.4 |
| 151 | 1.9 | 3.0 | 83 | 0.1 | 0.9 | 0.11 | 0.16 | 0.24 | 0.9 | 84 | 11 | 1.0 |
| 125 | 1.2 | 3.5 | 8 | 0.1 | 1.0 | 0.08 | 0.14 | 0.27 | 1.2 | 49 | 23 | 0.6 |
| 110 | 1.2 | 0.6 | 45 | 5.6 | 2.2 | 0.17 | 0.27 | 0.37 | 2.7 | 15 | 24 | 0.9 |
| 193 | 0.7 | 0.5 | 78 | 22.4 | 1.9 | 0.15 | 0.18 | 0.50 | 4.1 | 39 | 17 | 0.9 |
| 218 | 0.9 | 0.8 | 77 | 22.5 | 0.9 | 0.16 | 0.22 | 0.56 | 4.1 | 38 | 4 | 1.0 |
| 196 | 1.5 | 1.2 | 26 | 3.6 | 1.7 | 0.17 | 0.24 | 0.48 | 9.1 | 41 | 2 | 1.3 |
| 201 | 0.6 | 0.7 | 52 | 6.2 | 3.7 | 0.05 | 0.08 | 0.29 | 1.3 | 16 | 3 | 1.0 |
| 190 | 0.6 | 0.5 | 100 | 0.7 | 1.9 | 0.11 | 0.11 | 0.17 | 0.9 | 25 | 28 | 0.8 |
| 257 | 1.7 | 1.1 | 66 | 0.9 | 2.2 | 0.23 | 0.27 | 0.31 | 10.2 | 106 | 57 | 0.9 |
| 249 | 1.6 | 1.0 | 219 | 16.2 | 1.8 | 0.19 | 0.27 | 0.55 | 12.5 | 73 | 37 | 1.0 |
| 182 | 1.2 | 0.9 | 103 | 3.6 | 1.7 | 0.17 | 0.24 | 0.51 | 9.1 | 19 | 11 | 1.1 |
| 249 | 0.8 | 0.9 | 62 | 7.8 | 3.2 | 0.13 | 0.20 | 0.33 | 1.4 | 44 | 5 | 1.0 |
| 201 | 0.6 | 0.7 | 48 | 6.2 | 3.7 | 0.06 | 0.09 | 0.33 | 1.3 | 36 | 6 | 1.1 |

| ページ | | 料理 | エネルギー | たんぱく質 | 脂質 | コレステロール | 炭水化物 | 食物繊維 | ミネラル | | |
|---|---|---|---|---|---|---|---|---|---|---|---|
| | | | | | | | | | ナトリウム | カリウム | カルシウム |
| | | | kcal | g | g | mg | g | g | mg | mg | mg |
| 58 | 魚 | 生ダラのレンジ蒸し | 131 | 12.2 | 4.1 | 41 | 9.0 | 3.5 | 547 | 623 | 71 |
| 58 | | サバみそ缶のグラタン風 | 237 | 15.9 | 15.6 | 62 | 7.0 | 2.8 | 455 | 274 | 337 |
| 59 | | ツナ入り春巻き | 247 | 7.8 | 15.3 | 14 | 18.3 | 2.2 | 192 | 203 | 24 |
| 59 | | サケ缶のロール白菜 | 108 | 9.0 | 3.2 | 26 | 9.6 | 2.5 | 276 | 669 | 147 |
| 60 | 大豆製品 | 家常豆腐 | 209 | 11.1 | 14.1 | 22 | 7.4 | 3.6 | 366 | 392 | 95 |
| 61 | | 麻婆豆腐 | 179 | 10.8 | 12.5 | 23 | 4.7 | 1.7 | 379 | 251 | 84 |
| 61 | | 厚揚げときのこのいため物 | 153 | 10.2 | 10.7 | 3 | 2.6 | 2.3 | 352 | 247 | 194 |
| 62 | | 厚揚げと青菜のクリーム煮 | 220 | 10.8 | 15.6 | 15 | 7.8 | 2.2 | 214 | 445 | 311 |
| 62 | | 高野豆腐の煮物 | 156 | 13.0 | 7.8 | 0 | 7.9 | 1.4 | 362 | 88 | 162 |
| 63 | | いり豆腐 | 145 | 7.4 | 8.4 | 0 | 8.4 | 2.6 | 301 | 257 | 111 |
| 63 | | いり豆腐で作るけんちん蒸し | 128 | 11.9 | 6.6 | 30 | 5.0 | 0.9 | 248 | 261 | 44 |
| 64 | | がんもどきの煮物 | 220 | 16.5 | 13.1 | 0 | 7.7 | 2.2 | 562 | 159 | 306 |
| 64 | | 豆腐のきのこあんかけ | 105 | 7.9 | 4.6 | 1 | 6.9 | 3.1 | 251 | 338 | 98 |
| 65 | 卵 | トマト入りスクランブルエッグ | 110 | 6.6 | 7.1 | 204 | 4.3 | 0.8 | 269 | 215 | 41 |
| 66 | | 巣ごもり卵 | 95 | 7.6 | 5.2 | 204 | 3.3 | 2.2 | 180 | 238 | 98 |
| 66 | | 目玉焼き　野菜添え | 106 | 6.5 | 7.1 | 204 | 3.6 | 0.7 | 192 | 147 | 38 |
| 67 | | 煮卵　野菜添え | 93 | 7.0 | 5.1 | 204 | 4.8 | 0.3 | 546 | 155 | 36 |
| 67 | | 親子焼き | 183 | 11.6 | 10.4 | 204 | 9.8 | 1.4 | 440 | 280 | 40 |
| 68 | | スペイン風オムレツ | 143 | 7.2 | 7.2 | 204 | 10.9 | 2.9 | 409 | 356 | 43 |
| 68 | | 高野豆腐と青菜の卵とじ | 168 | 13.2 | 9.0 | 204 | 8.0 | 1.6 | 434 | 304 | 122 |
| ● 副菜レシピ | | | | | | | | | | | |
| 72 | あえ物 | 青梗菜のおかかあえ | 11 | 1.4 | 0.1 | 2 | 0.7 | 0.6 | 189 | 130 | 53 |
| 72 | | ピーマンのおかかあえ | 19 | 1.4 | 0.1 | 2 | 2.2 | 1.4 | 178 | 136 | 8 |
| 72 | | キャベツとわかめのおかかあえ | 16 | 1.3 | 0.1 | 2 | 1.8 | 1.0 | 192 | 64 | 21 |
| 73 | | ほうれん草の磯辺あえ | 18 | 1.6 | 0.1 | 0 | 1.5 | 1.8 | 191 | 239 | 33 |
| 73 | | もやしとにらの磯辺あえ | 18 | 1.4 | 0.1 | 0 | 2.0 | 1.4 | 188 | 112 | 14 |
| 74 | | 小松菜のからしあえ | 14 | 1.0 | 0.1 | 0 | 1.7 | 1.3 | 193 | 87 | 81 |
| 74 | | 白菜とにんじんのからしあえ | 16 | 0.5 | 0.1 | 0 | 2.7 | 0.9 | 192 | 100 | 19 |
| 74 | | ブロッコリーのからしあえ | 27 | 2.0 | 0.2 | 0 | 2.8 | 2.9 | 189 | 153 | 29 |
| 75 | | ほうれん草のごまあえ | 28 | 1.5 | 1.2 | 0 | 1.9 | 1.8 | 175 | 226 | 54 |
| 75 | | スナップえんどうのごまあえ | 46 | 1.5 | 1.1 | 0 | 6.7 | 1.8 | 172 | 116 | 44 |
| 76 | | たたきごぼうのごま酢あえ | 49 | 1.1 | 1.1 | 0 | 6.6 | 3.6 | 177 | 136 | 51 |
| 76 | | れんこんとにんじんのごま酢あえ | 47 | 1.0 | 1.1 | 0 | 7.2 | 1.6 | 182 | 147 | 38 |
| 77 | | にんじんの白あえ | 64 | 3.5 | 2.9 | 0 | 4.9 | 2.1 | 189 | 189 | 77 |
| 77 | | ほうれん草の白あえ | 59 | 4.1 | 3.0 | 0 | 2.8 | 2.2 | 179 | 270 | 91 |
| 77 | | ほうれん草とにんじん、ひじきの白あえ | 62 | 4.0 | 3.0 | 0 | 3.2 | 3.0 | 192 | 351 | 104 |
| 78 | | ねぎとわかめの酢みそあえ | 31 | 0.9 | 0.4 | 1 | 5.3 | 1.3 | 204 | 95 | 20 |
| 78 | | カリフラワーの酢みそあえ | 32 | 1.5 | 0.5 | 0 | 4.4 | 2.0 | 195 | 144 | 18 |
| 79 | | もやしとにんじんのナムル | 38 | 1.0 | 2.6 | 0 | 2.3 | 1.2 | 194 | 82 | 24 |
| 79 | | 切り干し大根と小松菜のナムル | 59 | 1.3 | 2.5 | 0 | 6.2 | 2.9 | 214 | 401 | 94 |
| 80 | | きゅうりとわかめの酢の物 | 16 | 0.5 | 0.0 | 0 | 2.9 | 0.6 | 122 | 102 | 13 |
| 80 | | かぶとパプリカの酢の物 | 22 | 0.4 | 0.1 | 0 | 4.3 | 0.9 | 102 | 145 | 12 |
| 80 | | さやいんげんとやまいもの梅あえ | 41 | 1.0 | 0.1 | 0 | 7.8 | 1.5 | 75 | 223 | 25 |
| 81 | | 蒸しなすの香味あえ | 41 | 0.8 | 2.0 | 1 | 3.8 | 1.8 | 172 | 189 | 16 |
| 81 | | キャベツと豆苗のからしマヨネーズあえ | 73 | 1.0 | 6.2 | 11 | 2.6 | 1.4 | 235 | 64 | 22 |
| 82 | 煮浸し | 小松菜と厚揚げの煮浸し | 55 | 4.1 | 3.3 | 0 | 1.9 | 1.4 | 181 | 348 | 175 |
| 82 | | 切り干し大根と油揚げの煮浸し | 70 | 3.2 | 3.2 | 0 | 6.3 | 2.3 | 192 | 370 | 82 |
| 82 | | 春菊としめじの煮浸し | 20 | 1.5 | 0.1 | 0 | 2.3 | 2.2 | 208 | 316 | 61 |
| 83 | | 白菜とじゃこの煮浸し | 23 | 3.0 | 0.1 | 22 | 2.0 | 0.8 | 209 | 173 | 53 |
| 83 | | キャベツとちくわの煮浸し | 37 | 2.5 | 0.8 | 4 | 4.5 | 1.2 | 196 | 143 | 40 |
| 83 | | ブロッコリーとベーコンの煮浸し | 45 | 3.8 | 1.5 | 5 | 2.5 | 3.1 | 176 | 308 | 32 |
| 84 | サラダ | 白菜とりんごのミモザサラダ | 95 | 3.5 | 6.5 | 102 | 5.0 | 0.9 | 234 | 160 | 33 |
| 84 | | にんじんのレモンドレッシング | 139 | 1.7 | 11.2 | 0 | 6.8 | 2.0 | 175 | 197 | 23 |
| 84 | | ブロッコリーのゆずこしょうドレッシング | 57 | 1.8 | 4.0 | 0 | 1.8 | 3.0 | 152 | 145 | 28 |
| 85 | | 玉ねぎとわかめのしょうゆドレッシング | 59 | 0.7 | 4.3 | 1 | 4.0 | 0.9 | 179 | 90 | 19 |
| 85 | | 切り干し大根の和風ドレッシング | 74 | 1.9 | 3.9 | 3 | 6.4 | 2.0 | 196 | 364 | 49 |

| | ミネラル | | | ビタミン | | | | | | | | | 食塩相当量 |
|---|---|---|---|---|---|---|---|---|---|---|---|---|---|
| リン | 鉄 | 亜鉛 | A (レチノール活性当量) | D | E | B1 | B2 | B6 | B12 | 葉酸 | C | |
| mg | mg | mg | µg | µg | mg | mg | mg | mg | µg | µg | mg | g |
| 230 | 0.9 | 0.9 | 244 | 0.7 | 1.7 | 0.17 | 0.19 | 0.25 | 0.9 | 119 | 53 | 1.4 |
| 316 | 1.6 | 0.8 | 62 | 2.5 | 2.6 | 0.06 | 0.24 | 0.23 | 4.8 | 83 | 33 | 1.2 |
| 95 | 0.6 | 0.5 | 15 | 1.2 | 2.2 | 0.04 | 0.04 | 0.16 | 0.4 | 43 | 14 | 0.5 |
| 185 | 1.1 | 0.7 | 72 | 3.2 | 1.4 | 0.15 | 0.15 | 0.25 | 2.4 | 106 | 34 | 0.7 |
| 162 | 1.8 | 1.7 | 19 | 0.2 | 1.2 | 0.32 | 0.18 | 0.29 | 0.2 | 56 | 21 | 0.9 |
| 125 | 1.7 | 1.4 | 6 | 0.1 | 1.0 | 0.30 | 0.12 | 0.25 | 0.2 | 25 | 2 | 0.9 |
| 167 | 2.4 | 1.3 | 0 | 2.5 | 0.9 | 0.11 | 0.14 | 0.11 | 0.3 | 47 | 0 | 0.9 |
| 216 | 3.0 | 1.4 | 154 | 0.3 | 1.4 | 0.14 | 0.20 | 0.16 | 0.2 | 69 | 15 | 0.5 |
| 222 | 2.0 | 1.4 | 115 | 0 | 0.6 | 0.04 | 0.04 | 0.04 | 0.1 | 14 | 7 | 0.9 |
| 112 | 1.7 | 0.8 | 144 | 0 | 0.9 | 0.13 | 0.09 | 0.12 | 0 | 39 | 5 | 0.7 |
| 157 | 0.8 | 0.5 | 54 | 16.0 | 1.1 | 0.12 | 0.13 | 0.36 | 30 | 23 | 2 | 0.6 |
| 227 | 4.2 | 1.8 | 125 | 0 | 1.8 | 0.05 | 0.07 | 0.12 | 0 | 42 | 5 | 1.4 |
| 151 | 2.0 | 0.9 | 14 | 0.2 | 0.2 | 0.16 | 0.14 | 0.10 | 0 | 43 | 1 | 0.6 |
| 111 | 1.1 | 0.7 | 157 | 2.1 | 1.6 | 0.07 | 0.23 | 0.10 | 0.6 | 50 | 12 | 0.7 |
| 122 | 1.6 | 0.7 | 380 | 2.1 | 1.9 | 0.06 | 0.25 | 0.09 | 0.6 | 87 | 3 | 0.5 |
| 104 | 1.0 | 0.7 | 132 | 2.1 | 1.2 | 0.05 | 0.21 | 0.08 | 0.6 | 44 | 7 | 0.5 |
| 111 | 1.0 | 0.7 | 131 | 2.1 | 0.8 | 0.05 | 0.23 | 0.07 | 0.7 | 47 | 3 | 1.4 |
| 163 | 1.4 | 1.2 | 201 | 2.1 | 1.4 | 0.11 | 0.31 | 0.29 | 0.7 | 50 | 9 | 1.1 |
| 124 | 1.4 | 0.8 | 160 | 2.1 | 2.0 | 0.09 | 0.25 | 0.20 | 0.6 | 56 | 39 | 1.1 |
| 217 | 2.1 | 1.4 | 341 | 2.1 | 1.8 | 0.07 | 0.27 | 0.13 | 0.6 | 64 | 7 | 1.2 |
| 25 | 0.5 | 0.1 | 95 | 0.1 | 0.4 | 0.02 | 0.03 | 0.03 | 0.3 | 24 | 6 | 0.5 |
| 27 | 0.4 | 0.2 | 20 | 0.1 | 0.5 | 0.02 | 0.03 | 0.13 | 0.3 | 17 | 46 | 0.5 |
| 24 | 0.3 | 0.1 | 3 | 0.1 | 0.1 | 0.02 | 0.03 | 0.03 | 0.3 | 23 | 8 | 0.5 |
| 31 | 0.5 | 0.4 | 207 | 0 | 1.1 | 0.03 | 0.07 | 0.04 | 0.5 | 63 | 10 | 0.4 |
| 26 | 0.3 | 0.2 | 67 | 0 | 0.5 | 0.03 | 0.06 | 0.05 | 0.5 | 43 | 6 | 0.4 |
| 30 | 1.2 | 0.2 | 138 | 0 | 0.8 | 0.02 | 0.04 | 0.04 | 0 | 47 | 11 | 0.5 |
| 19 | 0.2 | 0.1 | 127 | 0 | 0.1 | 0.02 | 0.02 | 0.03 | 0 | 16 | 4 | 0.5 |
| 55 | 0.7 | 0.3 | 46 | 0 | 1.8 | 0.04 | 0.07 | 0.10 | 0 | 81 | 37 | 0.5 |
| 34 | 0.6 | 0.4 | 189 | 0 | 1.1 | 0.03 | 0.06 | 0.05 | 0 | 50 | 8 | 0.4 |
| 53 | 0.6 | 0.4 | 20 | 0 | 0.2 | 0.09 | 0.06 | 0.07 | 0 | 36 | 26 | 0.4 |
| 41 | 0.6 | 0.5 | 0 | 0 | 0.3 | 0.03 | 0.02 | 0.07 | 0 | 38 | 1 | 0.4 |
| 44 | 0.4 | 0.3 | 190 | 0 | 0.3 | 0.04 | 0.02 | 0.06 | 0 | 11 | 6 | 0.5 |
| 65 | 1.0 | 0.5 | 380 | 0 | 0.3 | 0.08 | 0.05 | 0.09 | 0 | 19 | 2 | 0.5 |
| 69 | 1.2 | 0.7 | 189 | 0 | 1.2 | 0.07 | 0.07 | 0.07 | 0 | 55 | 8 | 0.4 |
| 67 | 1.2 | 0.6 | 199 | 0 | 0.9 | 0.07 | 0.07 | 0.07 | 0 | 43 | 6 | 0.4 |
| 19 | 0.3 | 0.2 | 3 | 0 | 0.1 | 0.03 | 0.02 | 0.05 | 0 | 31 | 6 | 0.5 |
| 29 | 0.6 | 0.3 | 1 | 0 | 0.1 | 0.03 | 0.03 | 0.08 | 0 | 54 | 31 | 0.5 |
| 23 | 0.3 | 0.3 | 66 | 0 | 0.1 | 0.03 | 0.04 | 0.05 | 0 | 44 | 8 | 0.5 |
| 39 | 0.9 | 0.4 | 47 | 0 | 0.3 | 0.05 | 0.04 | 0.06 | 0 | 44 | 8 | 0.5 |
| 20 | 0.2 | 0.1 | 11 | 0 | 0.1 | 0.02 | 0.02 | 0.03 | 0 | 11 | 6 | 0.3 |
| 15 | 0.2 | 0.1 | 18 | 0 | 0.9 | 0.02 | 0.04 | 0.10 | 0 | 33 | 41 | 0.2 |
| 31 | 0.4 | 0.2 | 18 | 0 | 0.1 | 0.05 | 0.04 | 0.06 | 0 | 21 | 3 | 0.2 |
| 29 | 0.3 | 0.2 | 6 | 0 | 0.2 | 0.04 | 0.04 | 0.05 | 0 | 27 | 4 | 0.4 |
| 26 | 0.3 | 0.2 | 59 | 0 | 1.3 | 0.03 | 0.03 | 0.04 | 0 | 29 | 9 | 0.6 |
| 77 | 2.5 | 0.5 | 156 | 0 | 0.8 | 0.08 | 0.90 | 0.10 | 0 | 74 | 23 | 0.4 |
| 62 | 0.7 | 0.5 | 0 | 0 | 0.1 | 0.04 | 0.03 | 0.04 | 0 | 24 | 3 | 0.5 |
| 46 | 1.0 | 0.2 | 190 | 0.1 | 0.9 | 0.08 | 0.12 | 0.09 | 0 | 102 | 10 | 0.5 |
| 75 | 0.4 | 0.3 | 17 | 3.1 | 0.2 | 0.04 | 0.03 | 0.07 | 0.6 | 40 | 11 | 0.5 |
| 40 | 0.4 | 0.2 | 2 | 0.2 | 0.1 | 0.04 | 0.03 | 0.08 | 0.1 | 49 | 25 | 0.5 |
| 94 | 0.9 | 0.6 | 45 | 0.1 | 1.8 | 0.16 | 0.16 | 0.20 | 0.1 | 132 | 89 | 0.4 |
| 64 | 0.7 | 0.5 | 63 | 1.0 | 1.0 | 0.04 | 0.12 | 0.07 | 0.3 | 38 | 9 | 0.6 |
| 43 | 0.4 | 0.4 | 345 | 0 | 0.9 | 0.07 | 0.05 | 0.10 | 0 | 21 | 4 | 0.5 |
| 50 | 0.6 | 0.3 | 47 | 0 | 2.4 | 0.04 | 0.06 | 0.10 | 0 | 81 | 37 | 0.4 |
| 25 | 0.3 | 0.2 | 0 | 0 | 0.5 | 0.03 | 0.01 | 0.08 | 0 | 10 | 4 | 0.5 |
| 44 | 0.5 | 0.3 | 9 | 0.1 | 0.6 | 0.04 | 0.04 | 0.05 | 0 | 26 | 6 | 0.5 |

| ページ | | 料理 | エネルギー | たんぱく質 | 脂質 | コレステロール | 炭水化物 | 食物繊維 | ミネラル | | |
|---|---|---|---|---|---|---|---|---|---|---|---|
| | | | | | | | | | ナトリウム | カリウム | カルシウム |
| | | | kcal | g | g | mg | g | g | mg | mg | mg |
| 85 | サラダ | 大根とじゃこの中国風ドレッシング | 56 | 2.0 | 4.0 | 20 | 2.4 | 0.9 | 255 | 168 | 51 |
| 86 | | ひじきと春菊の梅ドレッシング | 53 | 0.7 | 4.0 | 0 | 2.3 | 2.2 | 226 | 292 | 55 |
| 86 | | キャベツとツナのわさびドレッシング | 69 | 3.3 | 4.4 | 6 | 3.1 | 1.1 | 213 | 106 | 23 |
| 86 | | はるさめともやしのからしドレッシング | 116 | 3.9 | 6.7 | 102 | 9.3 | 1.0 | 247 | 139 | 29 |
| 87 | | かぼちゃのヨーグルトドレッシング | 98 | 1.4 | 4.9 | 10 | 10.6 | 2.2 | 168 | 313 | 34 |
| 87 | | カリフラワーのオーロラソース | 147 | 4.6 | 11.4 | 119 | 5.7 | 1.9 | 244 | 236 | 30 |
| 88 | いため物・焼き物 | キャベツともやし、玉ねぎの塩いため | 62 | 1.3 | 4.0 | 1 | 4.4 | 1.7 | 199 | 168 | 28 |
| 88 | | なすとピーマンのみそいため | 105 | 1.2 | 8.4 | 1 | 5.2 | 2.1 | 196 | 189 | 28 |
| 88 | | 青菜としめじのおかかいため | 48 | 1.1 | 4.0 | 1 | 1.2 | 1.1 | 187 | 194 | 41 |
| 89 | | ピーマンとツナのカレーいため | 72 | 3.2 | 4.1 | 7 | 3.9 | 3.0 | 1 | 216 | 10 |
| 89 | | ほうれん草のチーズ焼き | 87 | 6.0 | 6.3 | 18 | 0.9 | 1.6 | 162 | 232 | 168 |
| 89 | | ズッキーニの蒸し焼き　オイルがけ | 69 | 0.8 | 6.0 | 0 | 2.4 | 1.2 | 115 | 294 | 23 |
| 90 | 煮物 | かぶの含め煮 | 20 | 0.8 | 0.1 | 0 | 3.5 | 1.0 | 246 | 177 | 38 |
| 90 | | 玉ねぎのコンソメ煮 | 34 | 1.3 | 0.7 | 3 | 5.2 | 0.9 | 215 | 110 | 12 |
| 90 | | カリフラワーの吉野煮 | 29 | 1.5 | 0.1 | 0 | 5.0 | 1.7 | 206 | 243 | 18 |
| 91 | | 筑前煮 | 141 | 6.0 | 8.0 | 27 | 10.1 | 2.3 | 208 | 338 | 27 |
| 91 | | ひじきのあっさり煮 | 80 | 3.1 | 5.2 | 0 | 3.4 | 2.7 | 229 | 308 | 65 |
| 91 | | ラタトゥイユ | 64 | 2.3 | 3.3 | 6 | 5.2 | 1.8 | 259 | 242 | 17 |
| 92 | | 大根のそぼろあん | 53 | 3.3 | 2.2 | 16 | 4.6 | 0.8 | 185 | 213 | 17 |
| 92 | | 青梗菜とアサリの中国風煮 | 32 | 3.6 | 0.2 | 18 | 3.4 | 0.7 | 192 | 163 | 83 |
| 92 | | 麻婆なす | 91 | 4.2 | 5.4 | 16 | 5.3 | 1.7 | 330 | 237 | 19 |
| 93 | 浅漬け | キャベツとにんじんの浅漬け | 17 | 0.9 | 0.1 | 1 | 2.4 | 1.7 | 187 | 255 | 39 |
| 93 | | 白菜の柚香漬け | 9 | 0.4 | 0.0 | 0 | 1.4 | 0.9 | 156 | 139 | 27 |
| 93 | | かぶのゆかりあえ | 11 | 0.3 | 0.1 | 0 | 2.1 | 0.8 | 155 | 151 | 15 |
| 94 | ピクルス | セロリとにんじんのピクルス | 21 | 0.3 | 0.1 | 0 | 4.1 | 1.1 | 113 | 219 | 21 |
| 94 | | きのこのピクルス | 26 | 0.8 | 0.1 | 0 | 4.0 | 2.1 | 96 | 176 | 0 |
| 95 | | きのこの和風ピクルス（しょうゆ味） | 30 | 1.0 | 0.1 | 0 | 6.0 | 2.0 | 87 | 209 | 1 |
| 95 | | 根菜のピクルス | 50 | 0.8 | 0.0 | 0 | 10.4 | 1.3 | 118 | 232 | 14 |
| 95 | | ひじきとにんじんのピクルス | 13 | 0.4 | 0.1 | 0 | 1.1 | 2.3 | 93 | 285 | 43 |
| 96 | 芋料理 | じゃが芋の煮物 | 41 | 1.2 | 0.0 | 0 | 6.3 | 4.7 | 127 | 241 | 8 |
| 96 | | 肉じゃが | 95 | 4.5 | 2.9 | 14 | 10.7 | 5.0 | 187 | 351 | 11 |
| 96 | | じゃが芋とトマトの重ね煮 | 49 | 1.0 | 0.9 | 2 | 6.6 | 4.9 | 172 | 280 | 7 |
| 97 | | さつま芋のミルク煮 | 99 | 1.5 | 1.2 | 4 | 19.1 | 1.7 | 197 | 277 | 59 |
| 97 | | さつま芋と切り昆布の煮物 | 72 | 0.5 | 0.0 | 0 | 15.8 | 2.4 | 48 | 423 | 47 |
| 97 | | さつま芋とりんごの重ね煮 | 99 | 0.4 | 3.9 | 11 | 14.4 | 1.5 | 10 | 178 | 20 |
| 98 | | 里芋の含め煮 | 44 | 1.3 | 0.1 | 0 | 8.3 | 1.7 | 195 | 430 | 14 |
| 98 | | 里芋のごまみそ煮 | 74 | 1.9 | 2.3 | 0 | 10.3 | 2.0 | 147 | 412 | 57 |
| 98 | | 里芋のそぼろ煮 | 86 | 3.9 | 2.3 | 16 | 11.9 | 1.5 | 183 | 463 | 14 |
| 99 | 汁物 | 豚汁 | 117 | 3.8 | 9.3 | 14 | 3.7 | 1.6 | 328 | 195 | 30 |
| 99 | | けんちん汁 | 73 | 4.5 | 2.3 | 0 | 7.0 | 2.2 | 310 | 437 | 66 |
| 100 | | ミネストローネスープ | 51 | 1.0 | 1.7 | 5 | 6.0 | 3.6 | 176 | 265 | 15 |
| 100 | | はるさめ入り中国風スープ | 81 | 3.9 | 3.6 | 17 | 7.2 | 2.2 | 209 | 232 | 20 |
| 101 | | キャベツとコーンのミルクスープ | 76 | 2.4 | 3.5 | 11 | 8.2 | 1.4 | 256 | 190 | 77 |
| 101 | | ジュリアンスープ | 36 | 0.6 | 2.1 | 0 | 3.4 | 1.1 | 176 | 129 | 23 |
| 101 | | レタスとトマトの中国風スープ | 24 | 0.4 | 1.3 | 0 | 2.2 | 0.6 | 192 | 133 | 7 |
| ●主食レシピ | | | | | | | | | | | |
| 104 | ごはん | 玄米ごはん（おいしい炊き方）100g | 148 | 2.6 | 1.1 | 0 | 30.6 | 1.3 | 0 | 99 | 4 |
| 104 | | 玄米ごはん（おいしい炊き方）150g | 231 | 4.0 | 1.7 | 0 | 47.5 | 2.0 | 1 | 153 | 6 |
| 104 | | きのこの炊き込みごはん | 187 | 3.6 | 0.5 | 0 | 39.9 | 1.6 | 217 | 161 | 4 |
| 105 | | 煮豚チャーハン | 439 | 11.9 | 16.1 | 126 | 58.0 | 2.8 | 474 | 310 | 31 |
| 105 | | サバ缶と青菜のチーズドリア | 563 | 24.8 | 21.6 | 94 | 63.3 | 4.6 | 653 | 608 | 453 |
| 106 | パン | サンドイッチ | 457 | 19.4 | 21.8 | 79 | 43.5 | 4.6 | 753 | 448 | 39 |
| 106 | | ピザトースト | 288 | 11.8 | 12.1 | 215 | 31.2 | 3.4 | 489 | 245 | 48 |
| 107 | | マフィンサンド | 277 | 10.7 | 10.8 | 34 | 32.8 | 1.6 | 602 | 388 | 56 |
| 107 | | ロールパンサンド | 382 | 12.5 | 17.6 | 34 | 40.8 | 4.5 | 685 | 501 | 86 |
| 108 | めん | 青梗菜とツナのあんかけうどん | 283 | 10.9 | 4.8 | 14 | 45.6 | 3.8 | 838 | 329 | 50 |
| 108 | | 煮卵とフレッシュ野菜のパスタ | 461 | 17.6 | 14.4 | 204 | 60.9 | 6.2 | 668 | 662 | 116 |

| ミネラル | | | ビタミン | | | | | | | | | 食塩相当量 |
|---|---|---|---|---|---|---|---|---|---|---|---|---|
| リン | 鉄 | 亜鉛 | A (レチノール活性当量) | D | E | B$_1$ | B$_2$ | B$_6$ | B$_{12}$ | 葉酸 | C | |
| mg | mg | mg | µg | µg | mg | mg | mg | mg | µg | µg | mg | g |
| 57 | 0.3 | 0.2 | 29 | 3.1 | 0.6 | 0.03 | 0.02 | 0.04 | 0 | 27 | 8 | 0.6 |
| 14 | 0.6 | 0.1 | 87 | 0 | 0.8 | 0.02 | 0.05 | 0.03 | 0 | 41 | 4 | 0.6 |
| 47 | 0.3 | 0.1 | 4 | 0.4 | 0.6 | 0.02 | 0.02 | 0.05 | 0 | 27 | 9 | 0.5 |
| 72 | 0.7 | 0.5 | 68 | 1.0 | 0.9 | 0.05 | 0.13 | 0.07 | 0 | 43 | 12 | 0.6 |
| 47 | 0.4 | 0.3 | 216 | 0 | 3.7 | 0.05 | 0.09 | 0.15 | 0 | 33 | 28 | 0.4 |
| 82 | 1.0 | 0.6 | 83 | 1.1 | 2.1 | 0.06 | 0.15 | 0.12 | 0.4 | 64 | 32 | 0.6 |
| 31 | 0.4 | 0.2 | 71 | 0 | 0.6 | 0.05 | 0.04 | 0.10 | 0 | 49 | 21 | 0.5 |
| 34 | 0.5 | 0.3 | 9 | 0 | 1.3 | 0.04 | 0.04 | 0.08 | 0 | 33 | 11 | 0.5 |
| 38 | 0.6 | 0.3 | 68 | 0.1 | 0.8 | 0.05 | 0.07 | 0.06 | 0 | 33 | 10 | 0.5 |
| 53 | 0.6 | 0.3 | 15 | 0.6 | 1.0 | 0.03 | 0.03 | 0.17 | 0 | 16 | 36 | 0.0 |
| 117 | 0.5 | 0.3 | 191 | 0 | 1.1 | 0.02 | 0.05 | 0.03 | 0 | 46 | 8 | 0.4 |
| 34 | 0.5 | 0.4 | 25 | 0 | 0.8 | 0.05 | 0.05 | 0.08 | 0 | 32 | 18 | 0.3 |
| 28 | 0.4 | 0.1 | 23 | 0 | 0.3 | 0.02 | 0.04 | 0.06 | 0 | 36 | 17 | 0.6 |
| 34 | 0.3 | 0.2 | 0 | 0 | 0.0 | 0.05 | 0.02 | 0.10 | 0 | 9 | 7 | 0.5 |
| 47 | 0.4 | 0.3 | 6 | 0 | 0.1 | 0.04 | 0.07 | 0.12 | 0 | 52 | 41 | 0.5 |
| 95 | 0.6 | 0.8 | 150 | 0.1 | 1.1 | 0.09 | 0.08 | 0.16 | 0 | 23 | 17 | 0.5 |
| 67 | 0.8 | 0.4 | 80 | 0.2 | 0.3 | 0.07 | 0.06 | 0.05 | 0 | 23 | 1 | 0.6 |
| 57 | 0.5 | 0.3 | 21 | 0.1 | 0.9 | 0.11 | 0.05 | 0.12 | 0 | 25 | 19 | 0.7 |
| 38 | 0.3 | 0.3 | 7 | 0 | 0.2 | 0.03 | 0.05 | 0.16 | 0 | 23 | 7 | 0.4 |
| 70 | 6.7 | 0.9 | 103 | 0 | 1.0 | 0.02 | 0.06 | 0.05 | 0 | 42 | 14 | 0.5 |
| 55 | 0.6 | 0.8 | 7 | 0.1 | 0.3 | 0.17 | 0.09 | 0.13 | 0 | 27 | 3 | 0.8 |
| 24 | 0.3 | 0.1 | 71 | 0 | 0.1 | 0.03 | 0.03 | 0.07 | 0 | 42 | 21 | 0.5 |
| 20 | 0.2 | 0.1 | 5 | 0 | 0.2 | 0.02 | 0.02 | 0.06 | 0 | 37 | 14 | 0.4 |
| 15 | 0.1 | 0.1 | 0 | 0 | 0 | 0.02 | 0.02 | 0.04 | 0 | 29 | 11 | 0.4 |
| 21 | 0.1 | 0.1 | 140 | 0 | 0.2 | 0.03 | 0.02 | 0.05 | 0 | 16 | 4 | 0.3 |
| 47 | 0.3 | 0.4 | 0 | 1.7 | 0 | 0.09 | 0.11 | 0.05 | 0 | 32 | 0 | 0.2 |
| 59 | 0.4 | 0.4 | 0 | 0.8 | 0 | 0.10 | 0.11 | 0.06 | 0 | 29 | 0 | 0.2 |
| 36 | 0.2 | 0.2 | 138 | 0 | 0.3 | 0.06 | 0.02 | 0.06 | 0 | 10 | 20 | 0.3 |
| 6 | 0.3 | 0.1 | 83 | 0 | 0.3 | 0.01 | 0.02 | 0.01 | 0 | 6 | 1 | 0.2 |
| 33 | 0.3 | 0.2 | 5 | 0 | 0 | 0.05 | 0.03 | 0.11 | 0 | 16 | 15 | 0.3 |
| 78 | 0.5 | 0.6 | 104 | 0 | 0.3 | 0.24 | 0.07 | 0.22 | 0.1 | 17 | 16 | 0.5 |
| 35 | 0.4 | 0.2 | 19 | 0 | 0.2 | 0.06 | 0.02 | 0.14 | 0 | 17 | 18 | 0.4 |
| 58 | 0.3 | 0.2 | 14 | 0.1 | 0.6 | 0.07 | 0.06 | 0.13 | 0.1 | 31 | 15 | 0.5 |
| 28 | 0.5 | 0.1 | 1 | 0 | 0.4 | 0.04 | 0.02 | 0.08 | 0 | 20 | 10 | 0.1 |
| 22 | 0.3 | 0.1 | 42 | 0 | 0.6 | 0.04 | 0.01 | 0.09 | 0 | 20 | 11 | 0.0 |
| 44 | 0.4 | 0.2 | 7 | 0 | 0.4 | 0.05 | 0.03 | 0.10 | 0 | 26 | 5 | 0.5 |
| 61 | 0.8 | 0.5 | 0 | 0 | 0.4 | 0.06 | 0.02 | 0.12 | 0 | 26 | 4 | 0.4 |
| 64 | 0.6 | 0.5 | 17 | 0 | 0.6 | 0.07 | 0.06 | 0.22 | 0 | 27 | 6 | 0.5 |
| 50 | 0.6 | 0.5 | 150 | 0.1 | 0.6 | 0.13 | 0.06 | 0.09 | 0.1 | 22 | 6 | 0.8 |
| 83 | 1.1 | 0.5 | 79 | 0 | 0.5 | 0.09 | 0.05 | 0.12 | 0 | 37 | 9 | 0.7 |
| 32 | 0.4 | 0.2 | 100 | 0 | 0.5 | 0.06 | 0.03 | 0.13 | 0 | 24 | 17 | 0.4 |
| 57 | 0.4 | 0.5 | 148 | 0.1 | 0.4 | 0.07 | 0.11 | 0.22 | 0.2 | 40 | 6 | 0.5 |
| 68 | 0.3 | 0.4 | 38 | 0.2 | 0.1 | 0.04 | 0.10 | 0.07 | 0.1 | 37 | 17 | 0.6 |
| 18 | 0.3 | 0.1 | 71 | 0 | 0.4 | 0.03 | 0.02 | 0.07 | 0 | 35 | 18 | 0.4 |
| 17 | 0.1 | 0.1 | 22 | 0 | 0.4 | 0.03 | 0.02 | 0.04 | 0 | 25 | 7 | 0.5 |
| 124 | 0.9 | 0.8 | 0 | 0 | 0.5 | 0.18 | 0.02 | 0.19 | 0 | 12 | 0 | 0 |
| 193 | 1.4 | 1.2 | 0 | 0 | 0.8 | 0.27 | 0.03 | 0.30 | 0 | 18 | 0 | 0 |
| 84 | 0.6 | 1.0 | 0 | 0.7 | 0.1 | 0.08 | 0.09 | 0.11 | 0 | 26 | 0 | 0.5 |
| 174 | 1.1 | 2.3 | 70 | 1.2 | 1.4 | 0.30 | 0.22 | 0.19 | 0.5 | 57 | 3 | 1.2 |
| 463 | 2.8 | 2.5 | 312 | 4.8 | 3.4 | 0.10 | 0.44 | 0.36 | 9.1 | 90 | 11 | 1.6 |
| 212 | 1.2 | 1.8 | 58 | 0.4 | 2.7 | 0.18 | 0.18 | 0.28 | 0.3 | 73 | 9 | 2.0 |
| 163 | 1.4 | 1.1 | 158 | 2.1 | 1.4 | 0.13 | 0.26 | 0.13 | 0.7 | 57 | 9 | 1.3 |
| 180 | 1.0 | 0.9 | 106 | 3.1 | 2.9 | 0.15 | 0.12 | 0.21 | 0.7 | 46 | 5 | 1.5 |
| 176 | 1.8 | 1.8 | 204 | 0.4 | 1.6 | 0.32 | 0.19 | 0.29 | 0.2 | 87 | 9 | 1.7 |
| 143 | 1.2 | 0.7 | 124 | 1.3 | 1.2 | 0.09 | 0.12 | 0.19 | 0.5 | 40 | 8 | 2.1 |
| 248 | 3.0 | 2.3 | 290 | 2.1 | 2.8 | 0.26 | 0.35 | 0.25 | 0.7 | 135 | 34 | 1.7 |

# CKD ノート（家庭用）

毎日ふり返って記録しましょう（コピーして書き込むのがおすすめです）。
運動記録は、目標を達成できたかどうかを○△×で評価します。
食事記録は、食べたお皿（主食・主菜・副菜）にチェック ☑ を入れます。
メモ欄には食事や運動の内容、体調で気づいたことを記入します。

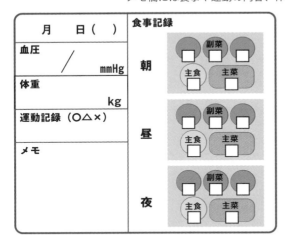

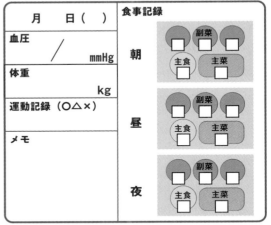

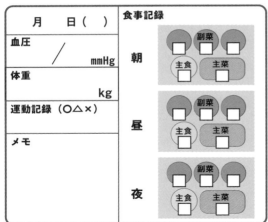

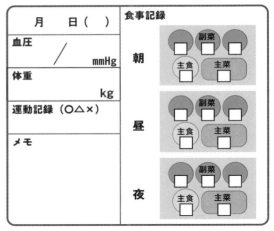

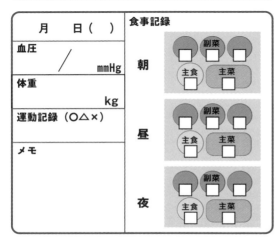

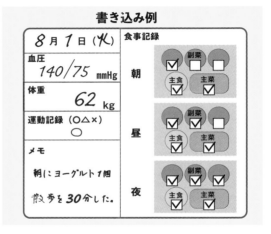

# 毎日の記録にあたって

116ページの記録表は、5日分の記録を書き込めるようになっています。

## 血圧・体重 … 毎日計って記録しましょう

- あなたの血圧の目標（12ページ参照）　　／　　　mmHg 未満

- あなたの標準体重（17ページ参照）　　　　　　　　kg

## 食事記録 … 1日3食、食べたものをチェックしましょう

### （1）毎食、「主食」「主菜」「副菜」がそろっていますか？

本書では 主食 は黄色、主菜 はオレンジ、副菜 は緑色のテーマカラーにしています。

食事では毎回、主食 が1つ、主菜 が1つ、副菜 は1つ～3つ食べるように心がけましょう。

### （2）さまざまな食品を食べていますか？

次の食品グループの中で、食べていないグループがないようにしましょう。

| 穀類<br>（炭水化物、たんぱく質） | 肉、魚、卵、大豆・<br>大豆製品、乳・乳製品<br>（たんぱく質、脂質） | 野菜、芋、きのこ、<br>海藻、果物<br>（ビタミン、ミネラル、食物繊維） |
| --- | --- | --- |

### （3）食事内容の目標を確認しましょう。

- あなたの必要エネルギー量<br>（医師の指示がある場合は指示量）　1日　　　　kcal（17ページ参照）

- 食塩摂取の目標量　　　　　　　　1日　**3g 以上 6g 未満**

- たんぱく質量<br>（医師から量を指示されているとき）　1日　　　　g

## 運動記録 … 実施状況を〇・△・×で記入しましょう

腎臓病の運動療法でおすすめの運動は次の3つです。（109ページ参照）

- **ストレッチ（柔軟）**
- **有酸素運動（ウォーキング、サイクリングなど）**
- **筋力トレーニング（スクワット、腹筋など）**

※実際にどんな運動をどのぐらい行なうかは、担当の医師や理学療法士、作業療法士などの指示にしたがってください。

# CKD ノート（検査記録用）

病院で受けた検査記録を書き込んでおきましょう（コピーして書き込むのがおすすめです）。

| 体格 | 項目 | 目標 | / | / | / | / |
|---|---|---|---|---|---|---|
| | 体重 | kg | | | | |
| | BMI | 18.5 ～ 24.9 | | | | |

**あなたの身長は**

　　　　　cm

| 腎機能 | 項目 | 目標 | / | / | / | / |
|---|---|---|---|---|---|---|
| | eGFR | | | | | |
| | CKD ステージ | | | | | |
| | 血清クレアチニン | 男 0.61 ～ 1.04mg/dL<br>女 0.47 ～ 0.79mg/dL | | | | |
| | 尿たんぱく | （－）、0.15g/gCr 未満 | | | | |
| | 微量アルブミン尿 | 30mg/gCr 未満 | | | | |
| | 尿潜血 | （－）、4 /HPF 以下 | | | | |
| | 尿素窒素 | 8 ～ 22mg/dL | | | | |
| | カリウム | 4.0 ～ 5.5mg/dL | | | | |
| | リン | 2.5 ～ 4.6mg/dL | | | | |
| | ヘマトクリット | 男 39.8 ～ 51.8%<br>女 33.4 ～ 44.9% | | | | |
| | ヘモグロビン | 11 ～ 13g/dL | | | | |

| 血糖 | 項目 | 目標 | / | / | / | / |
|---|---|---|---|---|---|---|
| | 血糖 | 空腹時<br>70 ～ 109mg/dL | | | | |
| | HbA1c | 7.0% 未満 | | | | |

| 血圧 | 項目 | 目標（117ページを<br>参照して書き込む） | / | / | / | / |
|---|---|---|---|---|---|---|
| | 収縮期血圧／<br>拡張期血圧 | ／<br>mmHg 未満 | | | | |

| 脂質 | 項目 | 目標 | / | / | / | / |
|---|---|---|---|---|---|---|
| | LDL-C | 120mg/dL 未満 | | | | |

| 尿酸 | 項目 | 目標 | / | / | / | / |
|---|---|---|---|---|---|---|
| | 尿酸 | 男 3.7 ～ 7.0mg/dL<br>女 2.5 ～ 7.0mg/dL | | | | |

※検査項目の目標値は、検査を受ける施設や文献によって異なります。

# 検査項目早わかり

検査することでどんなことがわかるのかまとめました。

| 項　　目 | わかること |
|---|---|
| BMI | ［体重 (kg)］ ÷ ［身長 (m) ×身長 (m)］で算出される体格指数。日本肥満学会が定めた基準では 18.5 未満が「低体重（やせ）」、18.5 以上 25 未満が「普通体重」、25 以上が「肥満」とされている。 |
| CKD ステージ | eGFR の数値と尿たんぱくの量から、CKD(慢性腎臓病)の重症度が分類される（くわしくは 8 ジー）。 |
| eGFR | 腎臓の糸球体という血液を濾過する所で、1 分間にどれぐらいの血液が濾過されているかを推計した値。「年齢」「性別」「血清クレアチニン値」を特定の式に当てはめて計算する。 |
| 血清クレアチニン | クレアチニンとは、筋肉を動かすためのエネルギーを使った後に出てくる老廃物の 1 つ。そのクレアチニンの血液中の濃度で腎機能が推測できる。 |
| 尿たんぱく | 尿中のたんぱく質の濃度。たんぱく質は原則として尿中に出ることはなく、尿たんぱくが出れば腎臓になんらかの異常がある可能性がある。 |
| 微量アルブミン尿 | アルブミンとはたんぱく質の一種。尿たんぱくと比較して、早期の障害、特に糖尿病性腎症の早期発見につながるとされ、現在、糖尿病で治療中の人は保険診療で検査を受けられる。 |
| 尿潜血 | 尿に血が混じっている状態。腎臓の病気のほか、膀胱や尿管などの泌尿器科系の病気の可能性がある。 |
| 尿素窒素 | 尿素窒素とはたんぱく質の代謝によって生じる老廃物の一種。腎機能を推測することができる。 |
| カリウム | 血液中のカリウム濃度。健常な人であれば余分なカリウムは尿から排泄されるが、腎機能が悪くなると体にたまって血液中の濃度も高くなり、不整脈や心停止の危険がある。 |
| リン | 血液中のリン濃度。カリウムと同じく、腎機能が悪くなるとリンが体にたまって血液中の濃度も高くなる。 |
| ヘマトクリット<br><br>ヘモグロビン | 「ヘマトクリット」「ヘモグロビン」ともに、貧血の状態を見るための検査項目。腎機能が悪くなると、血液を作るホルモンの分泌が低下して貧血が起こる（腎性貧血）。 |
| 血糖 | 血液中の糖分の濃度。糖尿病の検査項目。 |
| HbA1c | 過去 1～2 か月程度の血糖の状態を評価する指標。糖尿病の検査項目。 |
| 血圧 | 心臓から送り出された血液が、動脈の内壁を押す圧力。血圧が高い状態が続くと腎臓の血管に動脈硬化が生じ、腎機能の低下につながる。降圧目標値は合併症によって異なる（くわしくは 12 ジー）。 |
| LDL-C | いわゆる悪玉コレステロール。高すぎると動脈硬化を促進。 |
| 尿酸 | 血液中の尿酸の濃度。高尿酸血症の項目で、数値が高いと痛風発作が起こる。高尿酸血症は動脈硬化や CKD の進展に影響を及ぼす可能性がある。 |

## おわりに

**情**報社会の世の中、インターネットなどで腎臓に関する情報は大量に仕入れることができますが、その内容は玉石混交です。今、本当に求められているものは、骨太の知識と実用性を兼ね備えた教科書のような書籍だと私たちは考えております。

　1年前、患者さんとその家族、そして私たち腎臓内科クリニックのスタッフにとって「本当にちょうどいい本」を自分たちで作ろうと決意。半年以上かけて『医師と管理栄養士が教える　腎臓病　糖尿病　レシピの教科書』（非売品）を作成しました。かかりつけの患者さんやLINE公式アカウントに登録してくださったかたなどにデータを配信したところ、多くの患者さんから感謝のメッセージをいただきました。中には「人生が変わりました」というお声まで。

　今回、そのレシピ集をパワーアップさせ、慢性腎臓病の治療や予防を本気で考えている人に知ってほしい医療解説と、さらにクリニックで実際に使用している「CKDノート」という記録用紙を詰め込み、この1冊で治療に関する情報を完結できるようにと思って作ったのが本書『腎臓病のレシピの教科書』です。本書を手にしたかたが、ご自身で自分の身体を守り、前向きな気持ちで治療にのぞまれることをスタッフ一同、願っています。

2023年8月　　　　　　　　　　赤羽もり内科・腎臓内科　院長　　森　維久郎

**赤羽もり内科・腎臓内科**

東京都北区赤羽にある腎臓病、糖尿病、生活習慣病を専門とした重症化予防のクリニック。「検査」と「相談」に力を入れており、専門的な検査が行なえる設備が整っている。専門医のほか管理栄養士が4名在籍しており、検査結果に応じた治療はもちろん、食事や生活の指導、相談にも応じている。腎臓に関する情報サイト「じんぞうの学校」も運営している。

東京都北区赤羽 2-4-5
ＪＲ「赤羽駅」東口から徒歩4分

じんぞうの学校

## スタッフ

● 看護指導　　斎藤加奈子
　　　　　　　（赤羽もり内科・腎臓内科　看護師　腎臓病療養指導士）
● 調理担当　　小嶋博子（栄養士）
　　　　　　　田中美恵子（管理栄養士）
　　　　　　　島村由喜子（赤羽もり内科・腎臓内科　管理栄養士）
　　　　　　　柏　里菜（赤羽もり内科・腎臓内科　管理栄養士）

● 料理撮影　　土屋光司
● イラスト　　伊藤ハムスター
● デザイン　　武村彩加
● 栄養価計算　大越郷子
● 校正　　　　くすのき舎
● 編集協力　　船本麻優美

管理栄養士にも役立つ

赤羽もり内科・腎臓内科式
**腎臓病のレシピの教科書**

2023年9月10日　初版第1刷発行

著者　　　赤羽もり内科・腎臓内科（森維久郎　大城戸寿子）
発行者　　香川明夫
発行所　　女子栄養大学出版部
　　　　　〒170-8481　東京都豊島区駒込 3-24-3
電話　　　03-3918-5411（販売）
　　　　　03-3918-5301（編集）
URL　　　https://eiyo21.com
振替　　　00160-3-84647
印刷・製本　中央精版印刷株式会社

ISBN 978-4-7895-1439-2